国家自然科学基金（62063027）、内蒙古自治区高等学校青年科技英才支持计划（NJYT22057）、内蒙古自治区自然科学基金（2023MS06011）、内蒙古自治区高等学校科学技术研究项目（NJZY22208）、内蒙古科技大学科研启动项目（0303052202）

基于数据挖掘与网络模型的药物不良事件预测及监测研究

吉向敏　著

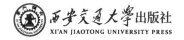 西安交通大学出版社
XI'AN JIAOTONG UNIVERSITY PRESS

图书在版编目(CIP)数据

基于数据挖掘与网络模型的药物不良事件预测及监测
研究 / 吉向敏著. -- 西安 : 西安交通大学出版社,2024.4
ISBN 978 - 7 - 5693 - 3735 - 8

Ⅰ. ①基… Ⅱ. ①吉… Ⅲ. ①数据处理－应用－药物
副作用－药政管理－研究 Ⅳ. ①R961－39

中国国家版本馆 CIP 数据核字(2024)第 082666 号

书　　名	基于数据挖掘与网络模型的药物不良事件预测及监测研究	
	JIYU SHUJU WAJUE YU WANGLUO MOXING DE YAOWU BULIANG SHIJIAN YUCE JI JIANCE YANJIU	
著　　者	吉向敏	
责任编辑	王建洪	
责任校对	柳　晨	
责任印制	程文卫	
封面设计	任加盟	

出版发行	西安交通大学出版社
	(西安市兴庆南路 1 号　邮政编码 710048)
网　　址	http://www.xjtupress.com
电　　话	(029)82668357　82667874(市场营销中心)
	(029)82668315(总编办)
传　　真	(029)82668280
印　　刷	西安五星印刷有限公司

开　　本	700mm×1000mm　1/16　印张　10.125　字数　175 千字
版次印次	2024 年 4 月第 1 版　　2024 年 4 月第 1 次印刷
书　　号	ISBN 978 - 7 - 5693 - 3735 - 8
定　　价	69.00 元

如发现印装质量问题,请与本社市场营销中心联系。
订购热线:(029)82665248　(029)82667874
投稿热线:(029)82665379　QQ:793619240
读者信箱:xj_rwjg@126.com

药物不良事件作为医疗领域中尚未完全解决的重大问题,造成了高发病率、高死亡率以及巨额医疗费用,对公共健康构成严重威胁。在药物上市前,其所经历的传统毒性试验以及临床试验受样本规模及数据类型等问题的制约,导致药物上市后会持续进行风险管理。在信息技术的推动下,计算机运算与仿真等技术作为一种高效且低成本的研究方法,在药物不良事件预测以及监测研究中具有十分重要的作用。该类技术随着数据的不断更新,可以持续对信号进行预测以及监测。近年来,通过网络分析方法对数据进行集成与整合来获得模型,研究人员可以利用网络邻近度与大规模患者纵向数据相结合的方式促进药物不良事件研究。尽管基于网络模型的系统药理学预测方法受到许多研究者的关注,但目前尚未研究过药物不良事件关联的频率信息以及样本量是否在预测真正药物不良事件关联中起到重要作用。另外,比例失衡分析方法(disproportionality analysis,DPA)作为数据挖掘算法之一,广泛应用于自发呈报系统中进行监测研究。DPA 旨在辨识高度重要的药物不良事件关联,且可以有效衡量关联的定量信息。但是,研究人员需要合理地选择比例失衡分析方法,因为不同的方法会带来不同的效果。此外,不同监测方法产生的信号也可以相互补充,它们对药理学研究具有十分重要的价值。

针对以上现状,本书从计算策略的角度出发,重点对药物不良事件预测以及监测存在的问题进行探索研究,期望获得优越的预测性能以及有效的监测方法,从而尽早且准确地辨识药物不良事件。基于此,对于药物不良事件预测以及监测研究,本书主要围绕以下内容展开:

(1)基于比例失衡分析方法指导药理学网络模型的药物不良事件预测研究。药理学网络模型(pharmacological network model,PNM)利用已知的药物不良事件关联数据预测新的、未知的药物不良事件,PNM 把观察到的药物不良事件关联均视为真阳性信号,没有考虑药物不良事件关联在数据集中的频率信息以及有效样本量。DPA 不仅可以估计药物不良事件关联的有效样本量,通过 DPA 置信区间下限,还可以对药物不良事件关联进行信号强度排序。因此,本书从药物不良事件关联在数据集中的频率以及样本量的角度,提出了基于比例失衡分析方法指导药理学网络模型(disproportionality analysis guided pharmacological network model,DPA-PNM)的药物不良事件预测方法。不同比例失衡分析方法具有不同的模式,通过分析不同比例失衡分析方法(PRR、ROR、IC 以及 EBGM)与药理学网络模型结合的性能,提出 IC-PNM 的药物不良事件预测方法。该方法既包含药理学以及网络拓扑结构的相关特征,又引入了药物不良事件关联的频率信息以及样本量,可以有效预测新药的不良事件,提升基于网络模型的系统药理学方法的预测性能。

（2）基于特征融合预测网络模型的药物不良事件预测研究。药物不良事件预测方法的性能在很大程度上取决于特征,有效反映数据本质属性的特征对预测研究至关重要。与此同时,与特征匹配的机器学习分类器对预测结果也具有关键的作用。因此,本书详细研究复杂网络拓扑结构的链路预测方法,通过网络分析方法与机器学习方法的融合,提出了特征融合预测网络模型(feature fusion-based predictive network model,FFPNM)。FFPNM 将网络拓扑结构相似性度量方法引入特征定义,并通过对相似性度量的改进,提取并定义了高效的特征 JADF(Jaccard and AA drug fusion,JADF)和 JAAF(Jaccard and AA ADE fusion,JAAF)。最后,评估不同机器学习算法作为分类器的 FFPNM 的性能。实验结果表明,FFPNM 具有优越的预测性能,其中,随机森林作为集成学习分类器获得了最好预测结果,准确率为 0.945。FFPNM 没有冗余的特征,降低了数据的维度,且具有良好的鲁棒性,可以有效预测已上市药物的不良事件,提升了对药物不良事件预测的准确性和稳定性。

（3）基于预测网络模型的贝叶斯信号监测算法研究。监测研究依赖于对自发呈报系统等数据源中的历史数据应用统计方法、数据挖掘等方法来提取信号。信息组分法(information component,IC)作为贝叶斯置信传播神经网络(bayesian confidence propagation neural network,BCPNN)模型中测量比例失衡的度量,其假设参数服从 Beta 分布来估计先验概率,并假设超参数值全部为 1。同时,特征融合预测网络模型通过逻辑回归可以输出药物不良事件关联的概率。因此,本书联合特征融合预测网络模型与 IC 算法,提出了一种基于预测网络模型的贝叶斯信号监测算法(IC_{FFPNM})。IC_{FFPNM} 将 FFPNM 输出的条件概率作为贝叶斯变换后 IC 算法的先验概率,并通过基于逻辑回归的倾向性评分方法控制混杂因素的影响。与经典的信号监测算法相比,IC_{FFPNM} 具有更好的性能,能够有效地减小误差。此外,IC_{FFPNM} 也可以与其他信号监测算法相互补充,相较于单独使用一种信号监测算法,结合不同信号监测算法进行监测研究可以获取更高的准确性。

由于作者水平有限,书中难免存在一些不足之处,恳请各位读者批评指正。

吉向敏

2024 年 1 月

目 录

>> 第1章

绪 论

1.1 研究背景和意义

药物不良事件是一个全球性的健康问题,对公共安全构成了严重的威胁。仅在美国,每年因药物不良事件而就医的人数超过 350 万,其中 12.5 万人继续住院治疗[1-2];更为严重的,每年因药物不良事件而死亡的人数超过 10 万,这也使药物不良事件成为导致死亡的第四大原因,相关费用超过 750 亿美元[3-5]。在西方其他国家,药物不良事件也已经是紧随癌症和心脏疾病之后,造成高死亡率和发病率的主要原因[6]。因此,及时且准确地预测以及监测药物不良事件是公共健康迫切要实现的目标。

药物不良事件也是制药企业在新药研发过程中需要面对的一个重大问题。传统的新药研发周期长、消耗大,研发周期在十年至十五年,消耗超过 8 亿美元,并且需要持续投资[7]。这一数字在 2013 年以后持续增长,批准一种药物的税前行业成本达 25.58 亿美元[8]。在药物上市前和上市后阶段,企业尝试通过很多方法以发现药物不良事件。在上市前阶段,企业首先以化合物的形式通过一系列方法进行广泛的毒性测试,接下来通过严格的临床试验,以进一步评估药物的效用和安全性。然而,药物上市前的安全性研究存在着自身的局限性,例如,动物实验的结果不足以预测该药物在人体中的安全性,而临床的Ⅰ~Ⅲ阶段,试验观察时间短、受试者的样本量小,且具有严格的纳入和排除标准、限制合并用药以及收集数据类型有限等;另外,在药物上市前的试验及研究中,企业难以获得长期毒性、严重以及罕见的不良反应、针对特殊人群的用药以及联合用药等信息。1962 年,由于沙利度胺(Thalidomide,一种温和的安眠药)没有标明孕妇禁忌,造成了成千上万的婴儿出生时肢体畸形[9]。这场灾难之后,世界卫生组织(World Health Organization,WHO)创立了国际药物监测合作计划。自 1978 年以来,瑞典的乌普萨拉监测中心(Uppsala Monitoring Centre,UMC)作为 WHO 与药物警戒(pharmacovigilance,PV)合作的全球协调机构,有一百多个正式会员国,从国家层面支持患者安全和药物不良事件报告系统。20 世纪 80 年代,我国也开始对药物不良反应/事件进行监测和管理,并于 1998 年 8 月成立了国家食品药品监督管理局。我国的药品不良反应监测工作已经走过了二十多年的历程,截至 2019 年底,药品不良反应监测网络已经收到药物不良反应/事件报告 1519 万份[10]。但是,近几年仍然发生了龙胆泻肝丸、苯丙醇胺等一系列严重威胁公共安全的药物不良事件[11]。在美国,食品药品监督管理局(U. S. Food and Drug Administration,FDA)建立了不良事件报告系统(FDA adverse event reporting system,FAERS)数据库,其中包含不良事件报告、用药错误报告以及导致不良事件的产品质量投诉等信息。从 1978 年到 2001 年,美国已有至少二十多种新药在被 FDA 批准上市后,发现一些未在使用说明中标注的严重不良反应而退市。此外,两项研究表明:在 2001 年至 2010 年之间,FDA 批准的药物中有 32%因上市后安全事件影响受到安全通报、黑框警告或停药[12];在 2008 年至 2017 年之间,FDA 批准了 321 种新药,而这个时期,FAERS 数据库记录了超过 1000 万个不良事件报告,其中,严重不良事件报告 580 万个,与死亡相关的报告 110 万个[13]。对于批准上市的药物,美国食品药品监督管理局会持续进行风险管理,同时还要求制造厂商进行更多的额外临床实验(称为新药临床试验Ⅳ期)。以上这些举措说明了临床试验中安全性评估的局限,因此需要在药物的整个市场生命周期内积极监控药物安全性。

药物上市后,不同类型的观察数据库收集了多种信息,这些数据库包括自发呈报系统数据库(spontaneous reporting system,SRS)、特定药物患者登记、行政索赔数据库以及电子健康记录(electronic health record,EHR)等。与临床试验等方法相比,计算策略作为一种高效、低成本的方法,利用多种数据源,通过计算手段对药物不良事件进行相关探索及研究,进而不断分析并寻找可能与特定药物有关的不良事件的证据。例如罗非昔布(Rofecoxib,商品名为 Vioxx),是 1999 年批准的一种非甾体类消炎药物,在短时间内得到了广泛的使用。然而一段时间后,罗非昔布导致了大概 88000 次心肌梗死的发生[14],并在 2004 年被 FDA 撤回。一些综述性的研究表明[15-18],如果利用计算手段对相关数据库进行药物不良事件预测/监测研究,罗非昔布的情况就可以提前发现,从而避免大面积心血管疾病的发生,同时也可以避免制药公司和保险公司的巨大损失。

综上所述,在传统的药物研发过程中,首先需要通过体内(in vivo)和体外(in vitro)试验开展安全工作,接下来通过临床试验继续进行,最后扩展到现实世界人群中对药物不良事件的上市后监视[19]。由于药物不良事件潜在的巨大损害以及花费,在过去的几十年中,许多学科(包括药理学、经济学和信息学等)都对此问题进行了大量研究。尽管所有这些研究的最终目标是确定药物潜在的不良事件,但仍然在追求利用不同的工具以及策略实现这个目标。药物不良事件研究主要分为三个不同的类别,分别是预测(prediction)、监测(detection)和理解(understand)[20]。其中,在药物上市后,依托多种数据源,利用系统药理学、数据挖掘、统计学、机器学习等方法,可以将数据转化为有意义的信息,从而实现对药物不良事件的预测以及监测。同时,药物不良事件监测研究也是药物警戒(监控、监测和预防药物不良反应的科学领域)的关键组成部分。计算策略不仅节省了大量的人力、物力和财力,还可以应对庞大且复杂的数据带来的挑战。随着数据库的不断更新,计算策略可以持续对信号进行预测以及监测,为从事医药工作的专业人员提供更具针对性的辅助研究工具,从而尽早确定药物不良事件,而非等到严重不良事件发生。

1.2　国内外研究现状

药物不良事件预测研究旨在预测新的、未知的药物不良事件,系统药理学和机器学习是实现预测研究的主要方法。本研究主要依赖生物医学文献、自发呈报系统以及相关药物数据库(包含药物的化学、物理和生物学信息)等资源。这些信息资源不仅可以提供已知的药物不良事件关联关系,还可以确定药物的相似性。通过现有药物与新药物之间的相似性,即在已知相似药物与相应不良事件之间存在已知关系的情况下,不仅能够预测出已上市药物的不良事件,还可以预测新药的不良事件。此外,预测研究的方法同样也适用于监测研究,区别在于预测研究的方法可以捕获新药的信号。

监测研究是药物不良事件研究工作中的最大类别,研究重点是发现现有药物(已在市场上出售)与不良事件之间已存在但未监测到的药物不良事件信号(即关联,不一定是因果关系)。药物不良事件监测研究完全依赖自发呈报系统、电子健康记录或社交媒体(social media)等数据源中的历史数据,应用统计方法、数据挖掘方法以及准实验设置来提取信号。

预测/监测研究发现的信号只是评估药物不良事件的第一阶段,后续需要使用医学科学等方法进一步仔细地评估与验证,进而建立因果关系。Ho 等人收集了过去 20 年数据驱动下药物不良事件预测以及监测研究中的典型工作,并对研究方法、使用的数据集以及解决的问题进行了回顾,研究结果表明,数据驱动的计算方法在药物不良事件预测以及监测研究中具有强大的功能[21]。基于计算策略的药物不良事件预测以及监测研究对确定药物不良事件信号、药物的研发以及药物和不良事件之间网络的构建都具有十分重要的意义。近年来,国内外的学者们在药物不良事件预测及监测研究领域做了大量的科学研究工作,取得了许多研究成果。接下来,本书按照预测研究以及监测研究分别进行介绍。

1.2.1　药物不良事件预测研究

通过计算机仿真和运算对药物不良事件进行合理预测,不仅能够预测新的、未知的药物不良事件,还可以监控已上市药物的安全性。随着信息技术的不断发展,系统药理学以及机器学习作为药物不良事件预测研究的主要方法,得到了广泛的发展。其中,系统药理学作为新兴研究方法,是一种跨学科、综合性的全球性转化医学方法,旨在阐明和理解对药物作用至关重要的目标和机制[22]。系统药理学方法通常依赖对多种不同类型数据的整合,如化学、生物学和分类学等,提取来自这些数据的信息应用于定量模型[23]。预测研究中的机器学习方法主要有支持向量机、决策树、集成学习等传统机器学习方法以及深度学习方法。

对于药物不良事件预测研究,近年来提出了一些系统药理学方法[24-35]。例如,Cami 等人提出了一种药理学网络模型(pharmacological network model,PNM)来识别药物不良事件,又称为预测药理安全网络(predictive pharmacosafety networks,PPNs)。PNM 方法利用已知的药物不良事件关联构建二分网络,在网络的基础上整合了来自 Lexicomp 数据库、Pubmed 数据库以及 Drugbank 数据库的信息,定义了网络特征、分类特征以及本质特征,并通过训练逻辑回归模型预测未知的、新的药物不良事件[25]。在实际中应用的其他预测方法,如交叉验证方法,对于训练集中的某些药物不良事件,只有在验证集中相关的药物不良事件已知以后才可以知道,可能会破坏事件发生的顺序,进而提供不正确、不理想的预测模型。而 PNM方法的优势在于保留了时间顺序,可以在不良事件变为已知前,利用可用信息预测未知的药物不良事件。因此,PNM 方法有可能比现有方法更早地预测出某些候选药物的不良事件,其提出的预测方法严格地依赖已知的药物不良事件关联。然而,PNM 方法仅为一种有价值的预测工具,并不是一种最优的预测模型。Liu 等人整合了药物的表型特征(即适应证和已知的药物不良反应)、蛋白质靶点和通路信息的药物化学结构以及生物属性等三类特征,并使用五种机器学习方法预测药物不良反应,研究结果表明,表型数据的预测效果最佳,同时模型成功地预测出了两种因严重不良反应退市的药物罗非昔布和西立伐他汀[27]。Tatonetti 等人提出了一种从 FAERS 数据库提取潜在重要药物不良事件关联的方法,并提供了一个全面的药物作用数据库(OFFSIDES)和一个药物相互作用副作用数据库(TWOSIDES)[28]。Cheng 等人建立了 MetaADEDB 药物不良事件综合数据库,提出了一种表型网络推演计算方法,对潜在的药物不良事件实现了受试者工作特征曲线下面积（area under the receiver operating characteristic curve, AUC）为0.912的优秀预测结果；MetaADEDB 数据库包含了 52 万个药物不良事件关联、3059 个化合物（其中包含 1330 个药物）以及 13200 个不良事件条目[29]。Cheng 等人利用 MetaADEDB 综合数据库又提出了药物副作用相似性推演方法，对药物-靶点相互作用的预测收获了 AUC 值为 0.882 的优秀预测结果[30]。Lin 等人提出了一种基于外部链接网络预测方法预测药物不良反应，该方法利用二分网络表示药物不良事件关联，通过药物与不良反应形成的网络拓扑结构推断药物潜在的不良反应，即通过药物、药物的邻域以及药物的单模式投影，不良反应、不良反应的领域以及不良反应的单模式投影，利用杰卡德（Jaccard）公式得到待预测药物不良反应组合的预测分数；利用 FAERS 数据库、SIDER 数据库以及这两个数据库的交集（作为黄金标准数据集）作为实验数据，分别实现了 AUC 值为 0.93、0.94 以及 0.83 的预测结果；研究结果表明，仅利用药物不良反应关联的网络拓扑特性预测未知的药物不良反应关联是可行的[32]。La 等人分析了公开可用的临床药理学数据，以及文献中与药物、靶标和药物不良事件等相关的数据，提出将化学信息学与数据挖掘方法相结合，该工作流程基于自由访问数据库以及关联的推理方案，提供了新的药物不良事件（chemicals-ADEs, C-E）关系，而且这些关系在案例报告中已经得到验证；研究结果表明，此工作流程可以作为早期监测潜在药物不良事件的有效计算方法，后续还可以继续进行有针对性的实验研究[33]。Jamal 等人整合了药物的生物特征、化学特征以及表型特征，使用机器学习方法（随机森林和序贯最小优化算法）预测心血管不良反应，研究结果表明，表型特征在预测药物不良反应中起到了最重要的作用，该模型可以有效地预测药物开发早期潜在的不良反应[35]。目前，在药物不良事件相关研究中，系统药理学方法把数据集中观察到的药物不良事件关联视为真阳性信号，并未研究过药物不良事件关联的频率信息以及样本量是否在预测真正药物不良事件关联中起到重要作用。

大型复杂医疗数据是获取有价值见解的重要资源，为了有效利用这些资源，需要深入的分析与研究。为此，研究人员和专业人员研发了各种计算技术，其中，网络分析是一种通过可视化分析异构数据的技术。网络分析与其他技术的融合，为开发稳健的框架以及在不同的应用中进行预测分析奠定了基础。系统药理学方法也常通过网络分析方法对数据进行集成与整合，从而获得定量模型[36-37]。基于复杂网络的研究方法已经广泛应用于生物信息学和医学等领域，可以揭示大量复杂元素之间的关联[38-41]。复杂网络拓扑结构的链路预测方法可以预测蛋白质之间的关系[42]、药物-蛋白质相互作用[43]、药物与靶标之间的相互作用[44-46]、药物与不良事件之间的关系以及药物相互作用[25,27,29,32,47-48]、基因-疾病关联以及 miRNA -疾病关联[49-50]、药物与疾病之间的关系以及疾病与疾病之间的关系[51-54]。此外，网络模型也已广泛应用于多种类型数据源，并且用于不同的研究目的（并不限于药物不良事件预测以及监测研究）。例如，包括 Ball 和 Botsis 在内的一些研究人员使用美国食品药品管理局的疫苗不良事件报告系统（FDA vaccine adverse event reporting system，VAERS）中报道的不良事件，通过网络表示法确定了它们相互作用的频率模式[55-56]。Zhang 等人的研究也表明在疫苗-疫苗网络中识别的模式可以促进疫苗本体知识库建设[57]。Kim 等人在对住院的血液系统恶性肿瘤患者进行的一项研究表明，通过在医院环境中使用病房药剂师文档构建病因与药物相关问题（drug-related problem，DRP）的网络，利用网络中心度指标可以确定与药物相关问题（DRP）的最重要原因[58]。通过以上研究可以发现，利用网络分析方法可以清晰地说明如何将网络邻近度（proximity）与大规模患者纵向数据相结合，从而促进药物不良事件研究。

近年来，基于机器学习的药物不良事件预测研究也逐渐兴起并持续发展。例如，杨帆提出了基于病人特征相似度计算的多任务学习模型和基于多核函数学习的多任务学习模型，分别实现了个性化不良反应关联关系的预测以及不同频率不良反应的预测，克服了传统的数据挖掘方法与统计学方法难以预测个性化以及低频率药物不良反应的弊端[59]。Li 等人利用深度学习方法提取了与药物不良事件有关的信息，研究结果表明，深度学习模型在提取与药物不良事件相关信息方面具有显著的优势，其中多任务学习（multi-task learning，MTL）可以有效识别命名实体以及关系的提取，但同时也受方法、数据和其他因素的影响；该研究促进了与药物不良事件有关的监测研究、自然语言处理（natural language processing，NLP）以及机器学习方法的发展[60]。Davazdahemami 等人提出将网络分析方法和机器学习方法相结合，文中使用大量带注释的 MEDLINE（PubMed 数据库的子集）生物医学文献中的药物不良事件关联构建网络，通过 DrugBank 数据库提取与药物相关的靶蛋白信息，在网络的基础上提取了几项网络指标，并将它们作为机器学习算法中的预测变量；研究结果表明，梯度增强树（GBTs）作为一种集成机器学习算法，在验证识别药物不良事件关联中实现了 AUC 值为 0.916 的预测结果，并以92.8%的总体准确性优于其他预测方法，同时，预测模型可以比在生物医学文献中提到的平均时间早3.84 年预测出药物不良事件关联[20]。Dey 等人使用机器学习方法识别并总结了与药物不良反应有密切联系的药物化合物化学亚结构,为结构因素与药物不良反应之间的联系提供了解释,即开发了一个包含深度学习框架的机器学习模型,可以预测药物不良反应并识别与这些药物相关的分子子结构,而无须事先定义子结构;研究结果表明,深度学习模型中的神经指纹在预测药物不良反应方面优于其他方法[61]。Rebane 等人利用深度学习方法预测药物不良事件,并评估了最新的两种深度学习框架,此项研究促进了深度学习方法医疗代码级的可解释性[62]。Wang 等人提出了基于深度学习的方法辨识潜在的药物不良反应,并预测新药可能的不良反应;该方法利用了化学、生物以及生物医学等信息,实现了 AUC 值为 0.844 的良好预测效果;研究结果表明,基于深度学习的方法可以有效识别潜在的药物不良反应以及新药可能的不良反应[63]。Lee 等人回顾了多种数据源的优势和局限,以及基于机器学习和深度学习的药物不良反应预测方法,提出了基于无监督深度学习的药物不良反应预测方法、基于二阶段框架的个性化不良反应预测方法以及药物的再利用[64]。

药物的毒性和安全性挑战,包括日益增加的复方给药以及患者多样性,凸显了传统工具的局限性。机器学习既是一个扩展的领域,也是一个不断发展的计算领域。大量新近可用的数据为使用人工智能(AI)和机器学习方法改善药物安全提供了机会。其中,Basile 等人探索了临床前药物安全和上市后监督的最新进展,特别侧重机器学习以及深度学习方法[13]。深度学习从图像识别、自然语言处理到生物医学应用等许多领域都有着惊人的增长和出色的性能。然而,深度学习模型的"不可解释性"以及有限的"解释性"是人工智能领域的热门话题。它通常被称为"黑匣子",数据作为一端的输入送入计算机,决策作为另一端的输出,但是输入和输出之间的过程是不透明的。这种高度复杂的深度学习模型(其中输入数据可能以无法解释的方式在多个隐藏层中进行复杂转换)导致许多人质疑模型的透明度。因此,尽管深度学习模型在各种问题上提供了越来越先进的技术,但获得的结果仍然是非定性且无法解释的,且仅提供了预测分数,分数越高意味着发生的可能性越高。为了能够使深度学习进入高度规范的医学领域,必须改进实现深度学习的算法,即开发可解释的深度学习算法以展开"黑匣子"。Rebane 等人的研究促进了深度学习方法医疗代码级的可解释性[62]。Lee 等人开发的可解释端到端深度学习模型概念框架可以通过药物化学结构的隐藏特征,包括生物、化学、表型以及网络数据的所有潜在特征来预测药物不良事件,并试图解释模型预测药物不良事件的原因、内容以及方式[64]。但是,目前深度学习方法在药物不良事件预测研究领域仅仅处于起步阶段,除了可解释性问题,其预测结果也没有明显的优势,还有待进一步的研究与发展。此外,与深度学习方法的"不可解释"相比,基于复杂网络的链路预测方法可以从网络拓扑结构相似性的角度揭示药物与不良事件之间的关联关系,进而为药物不良事件预测研究提供"可解释"的算法。

1.2.2　药物不良事件监测研究

在药物不良事件监测研究中,同样也有系统药理学方法和机器学习方法,同时还有数据挖掘方法等。其中,监测研究中的系统药理学方法和机器学习方法与预测研究中所使用的方法一致,在此不做过多赘述。数据挖掘综合了统计学、数据库以及人工智能等学科的知识,主要功能是从大量的数据中获取蕴涵于数据中的、必须通过某种方法才能得到的具有潜在价值、以往未被认识或重视的信息与规律等知识[65]。本书的术语"数据挖掘"指在自动化的高通量方法下,揭示潜在的临床意义与药物安全之间隐藏的关系[66]。随着研究的发展,药物不良事件监测研究的数据挖掘方法可以分为比例失衡分析方法(disproportionality analysis,DPA)、基于逻辑回归的方法(logistical regression-based approach)、关联规则挖掘算法(association rule mining,ARM)以及聚类(clustering)方法等[66]。

比例失衡分析方法作为监测研究的数据挖掘算法之一,广泛应用在 SRS、EHR 等数据源中衡量关联关系的强度,并已成功地监测出单个病例检查时无法发现的信号。同时,比例失衡分析方法作为监测药品上市后信号的工具,其重要性与价值已经在相关文献中进行了阐述[67]。根据数据库中的病例调查报告,利用数据挖掘算法等手段辨别药物与不良事件之间的相关性,可以发现未知的模式,同时自动监测重要的信号。在美国,FDA 使用数据挖掘引擎计算数百万个药物不良事件组合信号的分数(统计报告关联强度),从而为基础数据的安全特性提供"无假设"的观点。比例失衡分析方法在事件偶然发生的原假设条件下,观察频率和期望频率的比值是相等的。当它们的比值大于 1 时,则拒绝原假设,此时需要通过观察频率与期望频率或者其他类似构造的统计数据比值评估药物与不良事件之间的关联关系,进而实现信号监测。近年来,学者们提出了很多经典的比例失衡分析方法。其中,Evans 等人在 2001 年提出了比例报告比法(proportional reporting ratio,PRR)[68]。Van Puijenbroek 等人在 2002 年提出了报告比值比法(reporting odds ratio,ROR)[69]。Huang 等人在 2011 年提出了似然比检验方法(likelihood ratio test,LRT)[70]。Bate 等人在 1998 年提出了贝叶斯置信传播神经网络(Bayesian confidence propagation neural network,BCPNN)模型[71],并利用信息组分法

(information component,IC)作为测量比例失衡的指标;同时指出,BCPNN 具有自动控制模型复杂度以及克服过度拟合的优势,可以随着数据库信息的增加与更新实现定期自主学习,并可以对积累的药物不良事件报告进行再评价。Norén 等人 2006 年提出的方法引入了狄利克雷分布,扩展了 Bate 的 IC 方法[72]。DuMouchel 在 1999 年提出了多项式伽马泊松分布缩减法(muti-item Gamma Poisson shrinker,MGPS),并使用经验贝叶斯几何平均数法(empirical Bayes geometric mean,EBGM)反映关联关系强度[73]。Ahmed 等人在 2009 年提出了贝叶斯错误发现率方法(Bayesian false-discovery rate,BFDR)[74]。上述比例失衡分析方法可以分为频率法和贝叶斯方法两种类型,其中 PRR、ROR 以及 LRT 属于频率法;IC、EBGM 以及 BFDR 属于贝叶斯方法。频率法和贝叶斯方法各有特点:①使用频率法估计关联关系,经常伴随着假设检验(卡方检验或者 Fisher 精确检验),假设检验为额外的预防措施,以考虑计算关联时使用的样本量;②贝叶斯方法尝试对比例失衡分析方法测量中的不确定性进行解释,这个测量方法与数量小且可观测到的期望数量相关,并通过"缩减"非关联基线情况的测量,以及通过与比例失衡统计多样性成正比的数量来实现。频率法不需要先验知识,计算简单、时间耗费短;而贝叶斯方法则是在先验概率的基础上进行的,变量的先验分布可以根据不同的数据而使用不同的分布。后验概率考虑了先验概率以及更新的信息,估计值通过不断重复得到提升,尤其对于频率低的药物不良事件组合。

比例失衡分析方法存在两个主要的缺点:抽样差异和选择偏差。①引起抽样差异的一个来源是医生对不良事件的漏报,可能仅报告他们认为重要的、由新药或不受信任药物引起的不良事件。另外,某些不良事件被过度采样也会导致抽样差异。贝叶斯方法已经解决了抽样差异的问题,如 EBGM 和 IC 等方法,它们通过估计不对称统计的置信区间,去除或者忽略置信区间外的药物不良事件信号,进而避免抽样差异的问题。但是,这些方法仍然无法解决选择偏差的问题。②选择偏差是由非随机选择暴露于该药物并经历不良事件的受试者引起的,这种选择可能是由用药以外的其他因果变量所驱动的(例如患者的疾病状态以及其他用药)。如果不考虑因果变量,这种错误的选择可能会导致不成比例分析,进而将药物与不良事件关联。指示偏差是最常见的选择偏差的例子之一,当药物与更适当的潜在疾病事件发生综合性关联时就会发生指示偏差。例如,治疗糖尿病的药物通常报道具有高血糖症,但这是糖尿病的症状,通常不具有治疗作用。另外,伴随药物也会混淆药物效应关联,例如,通常与罗非昔布共同处方的药物更容易与心脏病发作有关

（因为这些药物通常一起服用）。近年来,研究者们已经提出了几种用于自发呈报系统的多元方法来解决这些问题,它们可以作为 DPA 的扩展,如逻辑回归方法等。常用的控制混杂因素的多元方法有分层法（stratification）、多变量建模（multivariate modeling）以及倾向性评分（propensity score）等。

尽管比例失衡分析方法有其固有的缺陷,但利用自发呈报系统定量监测信号的有效性也已被证明[75]。对于不同的信号监测算法（即比例失衡分析方法或数据挖掘算法）,并没有黄金标准法则,目前我国国家药品不良反应监测系统使用的主要信号监测算法有 PRR、ROR 以及 IC 等。在国内,研究人员利用比例失衡分析方法对广东省药品不良反应数据库进行信号监测研究,并比较了不同信号监测方法的优缺点[76]。Hou 等人利用我国自发呈报系统数据库,比较了 PRR、ROR、IC和 EBGM 等四种信号监测算法的性能与一致性,研究结果表明,ROR 和 PRR 原理相似,计算结果具有很好的一致性,并且灵敏度均较高;而 IC 和 EBGM 考虑了总体信息、样本信息以及先验信息,与频率法相比,贝叶斯方法更加灵活稳定[77]。在国外,Harpaz 等人也分析并比较了不同比例失衡方法的性能,研究结果表明,PRR、ROR 以及 EBGM 等三种信号监测算法的性能接近,AUC 值分别为 0.71、0.72、0.75;然而,尽管信号监测算法在性能上接近,但并非对所有的不良事件都具有同等的监测效果,这表明也可以通过其他来源和方法更有效地监测特定不良事件;此外,文中提出了几种操作方案,可以在特定的敏感性和特异性之间进行权衡,同时为最佳特定分类提出了一种确定信号阈值的方法[78]。Toshiyuki 等人利用FAERS 数据库,对 PRR、ROR、IC 和 EBGM 等四种数据挖掘算法定量监测信号的结果进行比较,实验结果表明,ROR 提供了最多的信号,而 EBGM 提供的信号最少;同时文中关于华法林、阿司匹林和氯吡格雷等相关不良事件的分析表明,所有基于 EBGM 的信号都包括在基于 PRR 的信号中,也包括在基于 IC 和 ROR 的信号中,且基于 PRR 和 IC 的信号包括在基于 ROR 的信号中[79]。Xiao 等人改进了 MGPS 方法,即利用多个数据源,通过蒙特卡罗期望最大化和信号组合方法监测出药物安全信号[80]。Zhang 等人提出了一种 3CMM（three-component mixture model）方法监测药物不良事件信号,并对不同信号监测算法的性能进行比较,研究结果表明,在监测真实信号时,3CMM 与经典的比例失衡分析方法一样,具有相同甚至更高的灵敏度。此外,不同的监测方法具有不同的模式,IC 作为贝叶斯方法,与其他信号监测方法的性能接近[81]。Pham 等人利用 FAERS 数据库和美国观测性医疗结果合作项目（observational medical outcomes partnership, OMOP）

数据,比较了频率法、贝叶斯法以及机器学习方法的监测性能,研究结果表明,在频率法中,ROR 略优于 PRR;在贝叶斯方法中,IC 略优于 EBGM;在机器学习方法中,关联规则(association rules,AR)最优,蒙特卡罗逻辑回归(Monte Carlo logic regression,MCLR)次之,而随机森林(random forest,RF)最低[82]。Pham 等人的研究结果与 Harpaz 等人[78]和 Toshiyuki 等人[79]的研究结果是一致的。Ding 等人回顾了用于自发呈报系统的信号监测算法(PRR、ROR、IC、EBGM 以及 LRT),并利用错误发现率(false discover ratio,FDR)扩展了上述方法,研究结果表明,不同的信号监测算法具有不同的优势,局限主要是对主观阈值的依赖以及贝叶斯方法对先验分布的依赖[83]。Harpaz 等人还调查研究了四种数据源,分别是 FAERS 数据库、保险索赔、MEDLINE 引文数据库以及主要网络搜索引擎日志,并利用已发布的方法生成和组合来自每个数据源的信号,研究结果表明,联合分析多种数据源可以提升模型的信号监测能力[84]。Li 等人通过社交媒体与 FAERS 数据库相结合监测药物不良反应,研究结果表明,与单独使用 Twitter 数据相比,组合系统的 AUC 值有明显改善,即与 SRS 数据结合,可以提高社交媒体信号监测的准确性[85]。通过以上研究可以发现,由于不同比例失衡分析方法具有不同的模式,故需要合理地选择 DPA 进行信号监测研究,不同的方法会带来不同的效果。而且,不同监测方法产生的信号也可以相互补充,这些信号有益于药物警戒以及药理学研究。

逻辑回归方法通过控制或者调整其他协变量(潜在混杂因素)的存在可以估计药物不良事件关联[86]。DuMouchel 等人利用 PRR、EBGM 和 LR 等三种方法对 FDA 的 AERS 数据库(1968 年至 2004 年第一季度)中非典型抗精神病药物与糖尿病之间的关联进行信号挖掘,研究结果表明,三种算法监测的信号大致相同,但 LR 可以对联合服用药物引起的药物不良事件进行评价,从而避免混杂因素的影响[87]。Berlin 等人的研究结果也表明,LR 和 EBGM 在性能和信号挖掘结果上大致相同,由于 LR 可以考虑联合用药的因素,故可以将两种方法联合使用[88]。贝叶斯逻辑回归(Bayesian logistic regression,BLR)作为逻辑回归的扩展,可以执行数百万个协变量的回归[89]。Caster 等人将 BLR 应用于 WHO 自发呈报系统,解决了因联合用药和"掩盖"效应引起的混杂问题;这里的"掩盖"效应指的是对特定事件背景报道的增加(例如媒体的影响)可以不相称地减弱真实关联的度量,从而掩盖真实关联;文中描述了几个由于联合用药混淆而导致的假阳性关联的真实示例,并通过 BLR 方法进行了纠正,真相正是被媒体的影响所掩盖。同时文中也指出了 BLR 方法的缺点:一是利用 DPA 已经证实的药物不良事件信号,BLR 方法无法监测出来；二是估算回归系数的经验基础比 DPA 的透明度差[90]。Harpaz 等人比较了 ELR(extend logistic regression,ELR)、LR 以及三种 DPA 等五种信号监测算法,研究结果表明,ELR 和 LR 的性能优于 DPA,但是 ELR 和 LR 需要花费更多的时间且信号挖掘速度更慢[78]。从理论上讲,对于一个不良事件,可以使用 SRS 中所有药物作为回归预测因子,以解决联合用药引起的混杂问题。但是,基于回归的全覆盖前瞻性筛选是一项艰巨的计算任务,需要拟合几千个模型,每个模型又有成千上万个潜在的预测变量以及数百万个数据点。因此,目前回归无法作为主要的分析工具[91]。

关联规则挖掘算法[92]作为数据挖掘方法,多用于发现大型数据库中变量之间的关系(多种药物与可能的多种不良事件之间的关联)。Rouane-Hacene 等人将 ARM 算法应用于法国药品管理局的自发呈报系统,识别与抗艾滋病(HIV)药物有关的规则;文中提出使用形式概念分析(fomal concept analysis,FCA)方法降低计算复杂度,但该方法仅限于 3 项关联[93]。Harpaz 等人利用 FAERS 数据库将 ARM 算法最多用于 6 项关联,研究结果表明,约 66% 的药物不良事件信号经验证是真实的,同时也证明了自发呈报系统 FAERS 数据库在发现多项与临床相关的药物不良事件关联上潜在的价值[94]。McCormick 等人提出了一种基于贝叶斯方法的层次 ARM 算法,该方法直接应用于药物不良事件的发现,可以解决关联规则计算时 SRS 数据稀疏的问题[95]。叶小飞等人比较了 PRR、ROR、BCPNN 以及 ARM 等四种算法监测信号的能力,并利用 ARM 算法对联合用药产生的不良反应、药物与不良反应多层级关联进行挖掘,研究结果表明,关联规则算法可以用于药物不良事件信号的挖掘,并且具有一定的优势[96]。Vougas 等人提出了一种基于关联规则挖掘的计算机筛选程序,以识别基因作为药物反应的候选驱动程序,并与相关数据挖掘框架进行比较,研究结果表明,该程序可以高效地探索大型样本空间,还可以在多维空间监测低频事件并评估统计显著性[97]。此外,Nishtala 等人还利用关联规则分析方法确定了与老年人急性肾损伤风险有关的药物组合[98]。计算关联规则本质上是一个非常困难的组合问题,目前 ARM 算法在 SRS 数据库中广泛应用的主要瓶颈是其计算密集型需求,在数据量较大的情况下计算困难,有时甚至难以完成。

聚类方法通常用于生物医学领域,近年来也用于药物不良事件关联挖掘研究中。Harpaz 等人提出了一种双聚类(biclustering)方法,该方法适合处理具有高维度和稀疏性的 SRS 数据,研究结果表明,双聚类方法可以作为药物警戒中的探索性工具,并以宏观的方式总结和描述了 SRS 大且复杂的潜在结构(例如,FAERS

数据库中 40％的药物不良事件与癌症有关）。另外，通过双聚类方法可以挖掘出大量潜在的药物不良事件，如氯丙嗪-肝毒性、氨甲蝶呤-全血细胞减少和波生坦-肝脂肪变性，这些药物不良事件均得到已发表病例报告的支持[99]。Zhu 等人应用双聚类算法于我国自发呈报系统，即通过识别相似信号组来实现双聚类算法，进而提高信号监测和评估的效率[100]。Dupuch 等人利用聚类方法创建了标准化 MedDRA 查询（SMQ）[101]。Yogita 等人提出了一种基于聚类的混合方法，可以从大量数据中发现定量多维关联[102]。

数据挖掘算法的潜在问题是对定量输出的错误解读以及过度依赖自动化，然而其作为信号监测算法只是评估药物不良事件的第一阶段。同时，预测研究方法也只是评估药物不良事件的第一阶段，后续仍然需要使用医学科学等知识进一步评估初始信号。通常，在初始信号生成之后，后续是信号强化和信号确认的过程。药物安全评估者寻找信息，如时间关系与公开病例报告的一致性、生物学和临床合理性与其他药物的相似性，同时支持来自临床数据或者在几个大型医疗保健数据库的流行病学研究，进而建立因果关系。评估因果关系的经典方法包括 Naranjo 算法、Venulet 算法以及用于标准案例因果关系评估的 WHO-UMC 系统[103]。未来在监测数据的复杂模式方面可以深入研究与探索，信号监测和分析工具将会更容易、更有用地处理大量信息，且随着此研究领域的成熟，将会有更大的改进。

1.3　研究存在的问题

药理学网络模型作为系统药理学领域中一种具有代表性的研究方法，证明了基于网络模型的系统药理学预测方法的实用性，然而并没有为给定模型开发最优模型或发现最优的预测变量集，后者是未来更广泛的研究目标。另外，比例失衡分析方法作为数据挖掘算法之一，广泛应用于自发呈报系统中进行信号监测研究，因此又称为信号监测算法（signal detection algorithm，SDA），旨在辨识重要的药物不良事件关联。比例失衡分析方法不仅可以估计药物不良事件关联的有效样本量，且其标准差由药物不良事件关联的频率所驱动。然而，由于不同的比例失衡分析方法具有不同的模式，故需要合理地选择比例失衡分析方法，且不同的监测方法会带来不同的监测效果。此外，不同监测方法产生的信号也可以相互补充，它们对药理学研究具有十分重要的价值。目前，在药物不良事件预测以及监测研究中存在以下问题，可以展开进一步的研究与讨论。

（1）药理学网络模型利用药物与不良事件之间已知关联信息形成的二分网络，定义了三类特征（网络特征、分类特征和本质特征），进而预测出新的、未知的药物不良事件关联。然而，PNM方法把观察到的药物不良事件关联均视为真阳性信号，没有考虑药物不良事件关联在数据集中的频率信息以及样本量。在统计学方法中，药物不良事件关联的频率和样本量在衡量关联的统计学意义上具有重大影响。其中，比例失衡分析方法作为数据挖掘算法之一，可以有效衡量关联关系的定量信息。因此，从药物不良事件关联的频率和样本量角度出发，如何将比例失衡分析方法（即数据挖掘算法）与药理学网络模型相结合，减少假阳性数据对分类的影响，从而改善基于网络模型的系统药理学方法的预测性能，是研究存在的第一个问题。

（2）特征以及分类器在药物不良事件预测研究中具有十分重要的作用。其中，表型特征起到了最关键的作用，而化学结构、生物属性等特征不仅未能有效提升模型的预测性能，而且增加了数据的复杂度，影响了运算速度。与此同时，特征提取工作完成之后，与特征匹配的分类器对预测结果同样也具有关键的作用。分类器根据已知的训练数据学习分类规则、生成分类模型，进而实现对未知数据的预测。目前，基于复杂网络的研究方法已经广泛应用于生物信息学和医学等领域，可以揭示大量复杂元素之间的关联关系。因此，如何减少冗余信息的影响，如何在复杂网络拓扑结构的链路预测方法基础上提取有效反映数据本质属性的特征，并通过与机器学习方法结合来构建简洁、高效的预测网络模型，从而提升预测的准确性、稳定性以及运算速度，是研究存在的第二个问题。

（3）比例失衡分析方法之一的贝叶斯方法IC作为信号监测算法，其假设参数服从Beta分布来估计先验概率，并假设超参数值全部为1。然而，逻辑回归作为分类器的预测网络模型不仅可以输出药物不良事件关联的概率，且这个概率值区别于自发呈报系统中的频率估计值。此外，自发呈报系统数据库中还存在着大量混杂因素的影响。因此，如何将基于逻辑回归的预测网络模型与IC算法相结合，构建改进的贝叶斯信号监测算法，且可以与其他信号监测算法相互补充，同时控制混杂因素的影响，从而有效提升监测性能，是研究存在的第三个问题。

1.4　本书研究的主要内容

正如前文所论述的，对药物不良事件预测及监测的研究是十分必要的，并且国内在此方面的研究也比较薄弱。本书从计算策略角度出发，利用FAERS数据库、

SIDER 数据库、DrugBank 数据库以及 PubChem 数据库的信息,针对药物不良事件预测以及监测研究中存在的问题,在系统药理学、数据挖掘、复杂网络、机器学习以及统计学等学科领域展开以下研究工作:

(1)在统计学方法中,药物不良事件关联的频率和样本量具有十分重要的统计学意义。本书从药物不良事件关联的频率和样本量角度出发,提出数据挖掘算法与药理学网络模型相结合的药物不良事件预测方法。药理学网络模型(PNM)和比例失衡分析方法(DPA)是两种完全不同的方法,各自具有不同的优势。PNM 方法利用已知的药物不良事件关联信息建立二分网络,在网络模型的基础上定义了三类特征,并通过训练逻辑回归模型预测未知的、新的药物不良事件。PNM 方法把观察到的药物不良事件关联均视为真阳性信号。DPA 作为数据挖掘算法之一,不仅可以估计药物不良事件关联的有效样本量,且其标准差由药物不良事件关联的频率所驱动,即根据经典的比例失衡分析方法(PRR、ROR、IC 以及 EBGM)置信区间下限可以得到药物不良事件关联的定量信息。本书利用最大的自发呈报系统 FAERS 数据库,分别从训练集和验证集中药物不良事件关联的频率信息和样本量出发,提出 DPA-PNM算法Ⅰ和 DPA-PNM 算法Ⅱ。由于不同数据挖掘算法具有不同的模式,故本书分析不同数据挖掘算法与药理学网络模型结合的性能,提出信息组分法指导药理学网络模型(information component guided pharmacological network model,IC-PNM)的药物不良事件预测方法,提升基于网络模型的系统药理学方法的预测性能。

(2)有效反映数据本质属性的特征对预测研究至关重要。与此同时,与特征匹配的机器学习分类器对预测结果同样也具有关键的作用。本书从提取高效特征和降低数据维度的角度出发,通过网络分析方法与机器学习方法的结合,提出特征融合预测网络模型(feature fusion-based predictive network model,FFPNM)。首先,本书详细研究了复杂网络拓扑结构的链路预测方法,将网络拓扑结构相似性度量方法引入药物不良事件网络中特征的定义。其次,本书对相似性度量进行改进,提取并定义了高效的特征 JADF 和 JAAF。再次,本书评估不同机器学习算法作为分类器的特征融合预测网络模型的性能以及鲁棒性。最后,本书通过数据挖掘算法与特征融合预测网络模型的结合,再次验证药物不良事件关联的频率以及样本量在预测真正药物不良事件关联中起到重要的作用。

(3)从公共安全的角度出发,人们期望尽早且准确地辨识药物不良事件,本书提出了特征融合预测网络模型与 IC 算法相结合的药物不良事件监测方法。首先,通过第二个研究内容中基于逻辑回归的特征融合预测网络模型得到未知药物不良事件关联的概率，并统计验证数据中药物报告的数量、特别关注的不良事件报告数量、药物不良事件关联报告的数量以及验证数据时间范围内总报告数量。其次，根据贝叶斯法则对 IC 算法进行变换，将基于逻辑回归 FFPNM 输出的条件概率作为贝叶斯变换后 IC 算法的先验概率。再次，通过基于逻辑回归的倾向性评分方法控制混杂因素的影响，进而构建出基于预测网络模型的贝叶斯信号监测算法（IC_{FFPNM}）。最后，利用 SIDER 数据库和 OMOP 数据集分别评估 IC_{FFPNM} 以及其他信号监测算法（IC、EBGM、ROR、PRR 以及 LRT）的性能，并对不同信号监测算法之间的相关性、信号数量以及信号再监测等进行分析，获得更好的监测性能，并有效地减小误差。

1.5　本书组织结构

本书的组织结构如图 1.1 所示。全书共分为六章，各章节内容如下：

第 1 章阐述了药物不良事件预测以及监测研究的背景和意义，介绍了国内外研究现状以及存在的一些问题，给出了本研究的主要内容与组织结构。

第 2 章梳理并归纳了与本研究相关的理论基础，包括药物警戒及药物不良事件的相关概念、数据来源、FAERS 数据库规范化、系统药理学研究方法以及复杂网络拓扑结构相似性度量方法等，最后阐述了模型的性能评价指标。

第 3 章提出了基于比例失衡分析方法指导药理学网络模型的药物不良事件预测方法。通过对不同比例失衡分析方法与药理学网络模型结合的性能分析，提出了 IC-PNM 方法，其既包含了药理学以及网络拓扑结构的相关特征，又引入了药物不良事件关联的频率信息以及样本量。最后，通过实验与分析评估 IC-PNM 方法的预测性能。

第 4 章提出了基于特征融合预测网络模型的药物不良事件预测方法。首先，详细研究了复杂网络拓扑结构的链路预测方法以及机器学习方法，通过网络分析方法与机器学习方法的结合，提出特征融合预测网络模型，并评估其性能。其次，将数据挖掘算法与特征融合预测网络模型相结合，再次验证药物不良事件关联的频率以及样本量的重要作用。

第 5 章提出了基于预测网络模型的贝叶斯信号监测算法。首先根据贝叶斯法则对 IC 算法进行变换，将 FFPNM 输出的条件概率作为贝叶斯变换后 IC 算法的先验概率，并通过基于逻辑回归的倾向性评分方法控制混杂因素的影响，进而构建了基于预测网络模型的贝叶斯信号监测算法。其次，对不同信号监测算法

（IC_{FFPNM}、IC、EBGM、LRT、ROR 以及 PRR）的性能进行评估、比较与分析。

第 6 章对本书进行总结，概述了本书的研究结论以及创新性研究成果，并展望了接下来的工作。

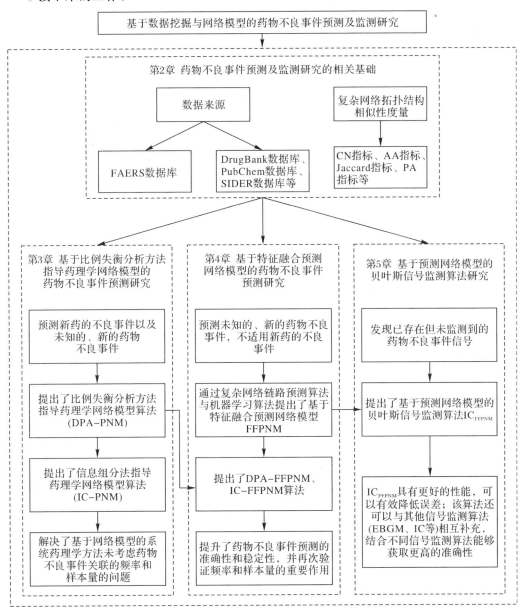

图 1.1　本书组织结构

第 2 章

药物不良事件预测及监测
研究的相关基础

2.1　药物警戒及药物不良事件相关概念

药物警戒(pharmacovigilance,PV)是一门科学领域,也称为药物安全监视,世界卫生组织对它的定义是:"与监测、评估、理解和预防不良反应(adverse effects)或其他任何与药物有关的科学研究与活动"[104]。药物警戒始于药物的研究设计阶段,以监测、评估和了解其潜在的不良反应,并防止由此造成的伤害。尽管此项科学研究是在发现药物后提早开始的,但是当人类开始服用药物,其作用就变得越来越重要,并贯穿于药物整个生命周期的始终。

人用药品注册技术要求国际协调会议(International Conference on Harmonization,ICH)对"药物不良事件(adverse drug event,ADE)"的定义为在使用药物治疗的过程中出现的意外事件,但不一定与该药物存在因果关系[105]。在药物警戒领域中,药物不良事件指的是由给药引起的对患者的任何伤害,由上市的药物引起,并对人体造成伤害是药物不良事件的判定条件。导致药物不良事件的原因有很多种:一是药物本身的原因,如药物的质量问题或者使用标准的缺陷;二是人体的机能反应,如药物的不良反应;三是人为的使用不当,如用药错误、滥用药物等。在药物警戒以及药物流行病学研究中,该术语并未达成共识。一些研究[22,106-108]将 ADE 定义为不一定与药物有因果关系的任何伤害(例如,由于人为失误造成的伤害),因此使用了更具体的术语"药物不良反应(adverse drug reaction,ADR)"直接表示伤害由药物引起。然而,药物不良反应信号本质上是通过对药物不良事件报告数据的预测、监测以及分析后,得出的潜在 ADR。国外的药品说明书中经常会出现这样一句话:"此反应不能确认由该药物引起,有待进一步的评估"[109]。与药物相关危害的定义总结[110]如表 2.1 所示。目前,在药物警戒以及相关研究领域中,国内外对药物不良反应与药物不良事件的概念没有严格的区分。根据以上定义,在本书的研究中,我们使用药物不良事件一词,同时强调药物不良事件是由药物引起的患者损伤[20],其因果关系尚未确定,需要药物安全评估人员进一步评估。

表 2.1　与药物相关危害的定义总结

名称		定义*
危害已经发生	不良事件(AE)	服用药物,但不一定是由药物引起的患者伤害,不要求药物和不良事件之间存在因果关系
	药物不良反应(ADR)	正常剂量的药物直接造成的伤害,要求存在因果关系
	药物不良事件(ADE)	由药物或药物使用不当造成的伤害,因果关系尚待确定;药物不良事件的范围超出药物不良反应;少数药物不良事件属于用药错误,但用药错误极少导致药物不良事件
危害可能已发生	用药错误(medication errors)	不当使用药物可能会或可能不会造成伤害
	副作用(side effect)	通常是可预测的或者是剂量依赖性的作用,但不是药物的主要作用;副作用可能是正常的、不良的或无关紧要的

注:* 表示从引用源中抽象出来的,原始定义可见正文。

2.2　数据来源

利用包含分子或药理学信息的开源数据库(具体如表 2.2 所示),可以提取具有药理功能的数据,进而获得模型的相关特征。同时,这些数据资源还可以确定药物的属性和药物的相似性。此外,利用上市后的监督数据库,如自发呈报系统以及电子健康记录等,也可以开展药物警戒等相关研究工作。上市后的监督数据库分为主要数据源和主要辅助数据源,表 2.3 列出了它们的优势与局限。

表 2.2　分子或药理学信息开源数据库

名称	数据库的描述	网址
DrugBank	包含药物数据、药物靶点的生物信息学和化学信息学资源	www. drugbank. ca/
SIDER	市场药品及其不良药物反应记录数据库	http://sideeffects. embl. de/
ChEMBL	具有药物特性的生物活性分子的手动管理数据库	www. ebi. ac. uk/chembl/
ChEBI	可免费获得的分子实体词典,重点关注"小型"化合物	www. ebi. ac. uk/chebi/
PubChem	美国国立卫生研究院的开放化学数据库	https://pubchem. ncbi. nlm. nih. gov/

名称	数据库的描述	网址
Reactome	规划和同行评审途径的数据库	https://reactome.org/
KEGG	可以从分子水平的信息中了解生物系统、生物体和生态系统的高层功能和实用性	www.genome.jp/kegg/

表 2.3　上市后的监督数据库

	名称	数据库的优势	数据库的局限
主要数据源	SRS	从不同国际人群中收集的高度相关的信息。公众可以访问该平台,如FAERS数据库。SRS收集的信息广泛且因人群而异,可以作为研究和学习的良好数据来源	一些情况未报告是由于提供的信息不足,收到的数据不完整,且有一些数据是重复的。另外,药物不良事件报告可能存在偏差,因为个人可能将责任归咎于药物,而不是其他原因(如饮食改变或摄入不同的补品)
	EHR	EHR数据库的信息是准确的,它记录了详细的信息,如诊断记录、实验室结果以及药物剂量等。但由于不同的遗传背景、不同的饮食以及不同的种族,所收集的信息因患者而异。EHR为研究人员的研究和学习提供了高质量的信息	由于医院中患者数量有限、样本量很小以及患者入院时间短,该信息可能不足以进行药物不良事件监测。另外,由于人与人之间的差异,医院的信息可能存在偏差
	Scientific Literature	信息通过同行评审控制质量,并从研究人员的研究中收集信息,因此可以提供更高质量的结果	由于收集的研究有限、研究种类繁多,可能不足以获得与ADR相关的高精度结果
	Social media	信息的来源不尽相同,来自全球不同人群。随着越来越多的患者在线共享医疗经验,信息内容非常庞大,可以为临床医生提供重要信息	需要复杂的语言处理解决口语、语法或拼写错误问题,如人们倾向于将自己的状况描述为"紧张",而不是使用"疲劳"一词,从而增加了解释与ADR相关数据的复杂性
	Clinical Narratives	该数据库是准确的,来源于医疗保健专业人员的经验和知识,文献涵盖了广泛的信息,包括治疗、临床状况以及患者病史	信息仅限于经验和知识,也仅限于本地人群

续表

	名称	数据库的优势	数据库的局限
主要辅助数据源	SIDER	将有关药物、靶标和副作用的数据合并成为更完整的治疗图	副作用的准确性和数量取决于药物标签处理的管理
	OFFSIDES	药物作用的治疗机制及其引起不良反应的方式可以通过识别与药物不良反应不符的医学术语来减少误报率	并非所有发生的 ADE 都被自发呈报系统收录,需要观察和识别。如果归因于药物,则报告
	TWOSIDES	该数据库可作为化学生物学、药物发现和药物流行病学研究的宝贵资源	与 OFFSIDES 数据源的局限相同
	MetaADEDB	MetaADEDB 数据源和网络拓扑属性远大于 SIDER 和 OFFSIDES。它包含了 527216 个药物不良事件关联,连接了 3059 种化合物和 13200 个不良事件条目	没有收录 ADE 和安慰剂给药的副作用频率。另外,一小部分药物与 ADE 关联可能为假阳性

2.2.1　DrugBank 数据库和 PubChem 数据库

系统药理学研究方法通常利用具有分子或药理学信息、化学以及生物知识等的数据库(如表 2.2 所示),提取相关信息应用于定量模型。在公开可利用的数据库中,常用的有药物银行(DrugBank)、PubChem 等。其中,DrugBank 数据库[111]是包含了药物的化学结构和药物靶点等信息的综合性数据库,并作为可完全搜索的计算药物资源,弥合了分子结构与临床领域之间的桥梁,从而为药物不良事件的学习打开了新的学习机会[112]。目前,DrugBank 于 2019 年 7 月发布了最新版本 5.1.4,收集了 13445 种药物条目,包括 2623 种已批准的小分子药物、1349 种已批准的生物制剂(蛋白质、多肽、疫苗和过敏原)以及 130 种营养药品和 6335 种以上的实验药物(发现阶段)。此外,DrugBank 数据库已将 5158 个非冗余蛋白(药物靶标/酶/转运蛋白/载体)序列连接到药物条目,每个条目包含 200 多个数据字段,其中一半信息专用于药物/化学数据,另一半信息专用于药物靶标或蛋白质数据[111]。

PubChem 数据库是一个有机小分子生物活性数据库,由美国国家健康研究院提供技术支持,美国国家生物技术信息中心负责系统维护[113]。PubChem 系统包含三个子数据库,分别是 PubChem Compound、PubChem Substance 以及 PubChem BioAssay。其中,化合物的化学结构信息存储在子数据库 PubChem Compound 中,利用此类信息可以开展药物不良事件预测研究等相关工作。

利用 DrugBank、PubChem 等数据库的信息,例如蛋白质结合靶点、药物作用和代谢的生物途径、化学亚结构和特定毒性之间的联系以及药物之间的化学结构相似性,可以更好地理解不良反应的分子决定因素。此外,还可以从预测研究出发,为药物警戒发展更多积极主动的方法。同时,制药公司也可以利用相关数据库进行临床前的毒性预测,以减小因毒性而导致的新药后期消耗。综上,与临床前阶段相比,将上市前的数据与上市后阶段不良反应进行关联[114],可以建立有效的计算工具,进而讨论不良事件发现的方法。

2.2.2　SIDER 数据库

研究人员可以利用不同的数据源开展药物不良事件预测以及监测等相关研究工作。例如,SIDER 数据库(side effect resource,一种广泛使用的公共数据库)和 Lexi-comp 数据库(一种广泛使用的商业数据库),这些数据库中列出的药物不良事件关联主要是从药物包装插页中提取的。其中,SIDER 数据库[115]作为开源数据库,它的优势和局限如表 2.3 所示。SIDER 数据库的 4.1 版本包含了 1430 种药物、5868 个副作用(不良反应)以及 139756 个药物不良反应对。与 4.0 版本相比,4.1 版本的药物数量不变,不良反应数量减少了 12 个,药物不良反应对的数量减少了 308 个。

2.2.3　FAERS 数据库

药物不良事件关联可以通过上市后的监督数据库来获取。例如,美国食品药品监督管理局不良事件报告系统 FAERS(以前叫作 AERS,http://www.fda.gov/drugs),它包含了向 FDA 提交的不良事件和用药错误报告等信息[116]。FAERS 数据库旨在支持 FDA 的药物和治疗性生物制品上市后的安全监督计划[116-118],其结构符合人用药品注册技术要求国际协调会议(ICH)发布的国际安全报告指南,不良事件和用药错误使用监管活动医学词典(medical dictionary for regulatory activities,MedDRA)中的术语进行编码[119]。药品制造商必须审查并向美国食品药品监督管理局报告掌握的每一起药物不良事件,十分严重和致命的药物不良事件必须在 15 日内上报,其他事件则按季度上报;另外,也可以直接通过安全信息及不良事件通报程序上报药物不良事件报告。由于这些报告由用户或医疗专业人士主动上报,因此称为"自发性报告",这样的系统也称为自发呈报系统(SRS)。FAERS 原始系统始于 1969 年,但自从 1997 年的最后一次重大修正以来,报告数量显著增加。迄今为止,FAERS 数据库已是世界上最大的自发报告不良事件数据库[120-121],截至本书撰写,已经更新到了 2020 年第二季度,有超过 1800 万份报告。FDA 将数据发布于众,免费且公开,研究人员或药物警戒专家可以免费访问数据源,即允许药物流行病学研究和/或药物警戒分析。同时,FAERS 数据库也是探索上市前数据与上市后信号之间关联的工具,可以为上市前数据的采集提供有价值的建议[122]。

自发呈报系统作为一个非常有价值的工具,也存在一些固有的限制。首先,尽管不良事件的结构依据 ICH 发布的国际安全报告指南,但偶尔数据会包含拼写错误和误用词;其次,这个系统是在 20 多年前开始的,报告模式会随着时间改变;再次,不良事件使用 MedDRA 的 PT(preferred term)等级术语进行编码,随时间变化的术语也可能影响数据库的质量;最后,数据库中有许多重复的信息。为了解决数据质量问题,可以根据 FDA 推荐的方法将数据实体中的错误以及重复项删除。自发呈报系除了上述固有限制,还存在以下问题:①不同类别的药物不良事件关联有比例误差,例如,严重的药物不良事件数量多于高频药物不良事件,导致自发呈报系统数据库无法精确反映药物不良事件关联的发生频率,因此某些药物与某些不良事件之间的关联会有一定的误差;②药物不良事件关联的因果关系错误归因;③数据缺失或者不完整;④未明确的因果联系[123-124]。基于以上分析,鉴于自发呈报系统数据库背景嘈杂,相关研究的首要工作应是对数据库进行规范化和标准化;同时,如果在 FAERS 数据库中,某些药物不良事件关联的报告频率很低,例如 1 或者 2,那么这个信号极有可能是噪声或者为偶然事件,另一个重要的工作是筛选规范化后 FAERS 数据库中的药物不良事件组合。此外,FAERS 数据库中的性别信息不平衡,女性患者的比例要高于男性患者,且存在着大量的信息缺失,类似的情况也出现在患者的年龄等信息中。因此,本书在应用 FAERS 数据时没有考虑患者的人种、性别以及年龄等信息。

2.3　FAERS 数据库规范化

为了高效可靠地识别和评估"安全信号",可以从不同数据源中获取证据,如电子健康记录、自发呈报系统、社交媒体、文献挖掘、网络搜索查询、搜索引擎日志以及生物和化学知识库。每种数据源在理解药物安全性方面都具有独特的优势,其中自发性不良事件报告数据已成为信号监测活动的基石,并已证明是安全评估过程中有用的证据来源[125]。因此,研究人员已经开始依赖自发呈报系统作为监测医疗产品安全的主要手段,并且正在积极探索新的分析方法以及新型数据来源。目前,研究人员越来越多地将 SRS 数据作为基准和方法来评估计算策略,尤其是对 FAERS 数据的广泛使用,凸显了资源的重要性。

FAERS 数据库包含 7 类数据文件,其中数据文件描述如表 2.4 所示,数据结构如图 2.1 所示。FAERS 数据经过规范化预处理后才可以正确使用,从而获得高质量的数据,过滤掉假阳性和假阴性数据。然而,应用不同的数据清理和标准化策略会对分析结果产生重大影响。多年来,很多私营公司对这些公开数据进行标准化,并将其作为私人资源,对使用者收费[126-130]。Banda 等人提出了一种 FAERS 规范化和标准化方法,并免费提供了 FAERS 规范化版本[125]。该方法删除了重复案例记录,通过应用标准化词汇表,将药物名称映射到 RxNorm,将不良事件映射到 SNOMED-CT,并预先计算了常用的药物不良事件关联汇总统计数据(PRR、ROR)。

表 2.4　FAERS 数据文件描述

文件名	文件描述
DEMOyyQq	包含患者人口统计和管理信息,每行代表一个单独的事件报告
DRUGyyQq	包含药物治疗的事件报告的所有药物的信息(每个报告包含 1 行或更多行)
INDIyyQq	包含所有 MedDRA 术语,用于报告药物的适应证(每个事件包含 0 种药物或更多)
OUTCyyQq	包含患者结果(每个报告包含 0 行或更多行)
REACyyQq	包含与不良事件报告相关的所有 MedDRA 术语(每个报告包含 1 行或更多行)
RPSRyyQq	包含事件报告的来源(每个报告包含 0 行或更多行)
THERyyQq	包含报告药物的治疗开始日期和结束日期(每个报告包含 0 行或更多行)

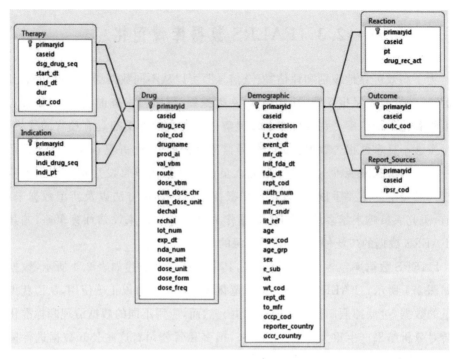

图 2.1　FAERS 数据库数据结构[116]

　　规范化工作分为以下几个步骤：①数据整合；②缺失项插补；③去除重复项；④药物映射；⑤适应证与反应的映射；⑥药物不良事件对的产生；⑦列联表和统计计算。生成规范化数据集的所有代码可以在 github 存储库中获得，具体地址 https://github.com/ltscomputingllc/faersdbstats，并命名为 AEOLUS（adverse event open learning through universal standardization），AEOLUS 以简洁的形式免费公开了可靠的 FAERS 数据库，供研究人员使用。在本研究中，我们根据相应代码执行了规范化工作，规范化后的 FAERS 数据格式如图 2.2 至图 2.5 所示。

primaryid	isr	drug_seq	role_cod	standard_concept_id
100033001		1	PS	1512480
100033011		1	PS	1177480

图 2.2　药物规范化清单

primaryid	isr	indi_drug_seq	indi_pt	indication_concept_id	snomed_indication_concept_id
103431653		1	Renal disorder	37019308	40483287
100115941		1	Nocturia	37019449	40304526

图 2.3　适应证规范化清单

primaryid	isr	outc_code	snomed_concept_id
100033001		DS	4052648
100033011		OT	4001594

图 2.4　不良事件分类规范化清单

primaryid	isr	pt	outcome_concept_id	snomed_outcome_concept_id
	4363317	ARTHRALGIA	36516812	77074
	4363317	PAIN IN EXTREMITY	36516959	138525

图 2.5　不良事件规范化清单

AEOLUS 资源的主要优点是将不良事件和适应证映射到了 SNOMED-CT,这将允许研究人员使用统一的医学语言系统映射链接到其他本体。例如,国际疾病分类(ICD)代码(UMLS),这种到 SNOMED-CT 的映射,以前从未公开过。另外,通过将所有药物映射到 RxNorm 和标准 OHDSI 词汇概念标识符,我们可以利用 ATC(Anatomical Therapeutic Chemical)类、VA 类和 NDFRT 对药物进行分组。此外,这种映射还使其他现有药物安全资源与 LAERTES[131] 以及药物-药物相互作用(drug drug interanction,DDI)数据集[132-133] 的联系成为可能。虽然有文献完成了与 AEOLUS 类似的工作[134],但并没有提供源代码。AEOLUS 的另一个优势是为研究人员提供所有源代码,AEOLUS 通过发布所有文档和代码,使研究人员可以在需要时更新数据集,不需要等待 AEOLUS 资源团队发布新版本(在资金和时间允许的情况下)。

2.4　系 统 药 理 学 研 究 方 法

系统药理学作为使用系统生物学原理研究药物作用的方法,考虑了药物对整个系统的作用,而不是单个靶标或代谢酶的作用,期望解释可能由于靶标和途径之间复杂的相互作用而产生的意外药物作用。系统药理学在药物不良反应中的应用与它在药物发现中的使用有所不同,其侧重于脱靶效应和不良反应的临床观察。此外,在利用计算策略进行药物不良反应挖掘等药物安全研究方面,系统药理研究方法也是最丰富的数据方法之一,它可以利用多种开放式的数据库(如表 2.2 和表 2.3 所示)。由于可用的数据来源非常丰富,故对于药物不良事件预测研究,研究人员可以选择包括网络分析等在内的多种方法,同时还可以集成多种数据类型的功能[13]。药物毒性预测和估计机制构成了一个正在不断发展的学科,它对于药物的发现、开发以及监管评估至关重要,目标是在治疗的同时,保护公众健康。实现这一目标,需要提出综合药理学新方法、基因组学、转录组学、代谢组学、蛋白质组学、整合细胞和器官功能以及它们与人体生理学的关系。同时,快速发展的数据资源也可以填充预测系统,而且目前开发的系统结构以及计算框架也可以支持预测功能。利用药物发现方法已经开始转变传统药物发现的模式,旨在通过人类疾病、生物学和化学中的计算机化信息网络推动药物发现[135]。这项工作也为预测所驱动,计算的统计概率预测出一个框架,可以用于定义在开发过程中进行的工作计划。总之,新方法的目标是使用数学、统计学、生物学、化学以及计算科学等方法更好地预测药物的临床功效和毒性。

为实现基于敏感性和特异性机制的药物毒性预测,系统药理学工具使用了结构化本体方法,将数学和统计学进行整合。这种有效的整合基于这样的假设:可以表征由药物诱导的生理功能扰动组成的系统网络,该网络跨越生物组织的层次结构,从基因到 mRNA、蛋白质、细胞内细胞器,从细胞到器官到生物体。这个网络包含相互关联的基因组学、转录本、代谢组学数据、源自描述和分析药物毒性的信息世界的器官以及生理功能数据,描述了生物信息学、计算机科学、新一代测序和系统生物学,为基于药理学的药物安全综合系统预测提供了机会。

药物化学结构可以通过蛋白质-配体结合谱、蛋白质-蛋白质相互作用[136-137]与通过代谢通路[136-139]的细胞生物化学生物标志物以及表型与器官表型[137]的细胞内分子途径相关联,最终到临床表型和系统生物标志物[141],具体如图 2.6 所示。

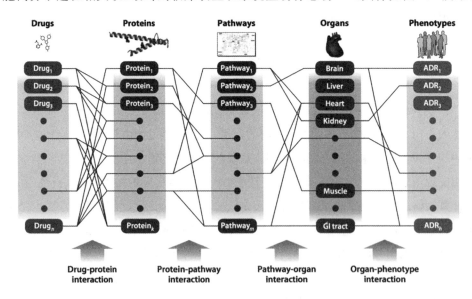

图 2.6 药物-蛋白质-代谢通路-组织-表型相互作用描述图[23]

随着计算科学的发展以及各级数据的丰富,FAERS 数据库、SIDER 数据库以及电子病历数据库等都可以提供必要的表型数据,以此可以将临床药物安全信息与全球毒理学网络联系起来[142-143]。

2.5　复杂网络拓扑结构相似性度量方法

2.5.1　网络的定义及概念

通过对实际系统的简化,网络可以将系统表示成一种只保留"连接模式"等基本特征的抽象结构。而且,对网络中的顶点和边也可以赋予更多的信息,例如,名称或者连接强度等,这些信息可以使网络更加细致地描述系统[144]。网络的研究以图论为基本,在数学的相关文献中也称为图(graph),即通过抽象的点和线表示实际中的各种网络。通常,对于给定的网络 $G=(V,E)$,V 代表网络的节点集合,E 代表网络中边的集合。在数学上,与边列表相比,邻接矩阵可以更好地表示一个图的基本结构。因此,网络的基本结构也可以由邻接矩阵表示。网络可以分为四大类,分别是无向无权网络、有向无权网络、无向有权网络以及有向有权网络[144]。接下来,假设邻接矩阵为 $\boldsymbol{A}=\{a_{ij}\}_{n\times n}$,它可以表示上述四种不同的网络,具体如下所述:

(1)无向无权网络:

$$a_{ij} = \begin{cases} 0 & \text{节点 } i,j \text{ 之间没有关联} \\ 1 & \text{节点 } i,j \text{ 之间存在关联} \end{cases} \tag{2-1}$$

(2)无向有权网络:

$$a_{ij} = \begin{cases} 0 & \text{节点 } i,j \text{ 之间没有关联} \\ w_{ij} & \text{节点 } i,j \text{ 之间存在权值为 } w_{ij} \text{ 的关联} \end{cases} \tag{2-2}$$

(3)有向无权网络:

$$a_{ij} = \begin{cases} 0 & \text{没有节点 } i \text{ 至节点 } j \text{ 之间的关联} \\ 1 & \text{有节点 } i \text{ 至节点 } j \text{ 的关联} \end{cases} \tag{2-3}$$

(4)有向有权网络:

$$a_{ij} = \begin{cases} 0 & \text{没有节点 } i \text{ 至节点 } j \text{ 之间的关联} \\ w_{ij} & \text{有节点 } i \text{ 至节点 } j \text{ 权值为 } w_{ij} \text{ 的关联} \end{cases} \tag{2-4}$$

复杂网络因其能够揭示大量复杂元素之间的关联,已广泛应用于生物信息学等领域,并为新的链路预测方法设计了很多算法[145-147]。二分网络是复杂网络中无向无权网络之一,也称为双模式网络(two-mode network)。本书研究的网络均为无向无权的二分网络。

网络的拓扑性质与网络中节点的大小、形状、位置、功能以及节点间用何种方式(物理或非物理方式)连接均无关,只与网络中有多少节点以及节点之间有边直接相连等这些基本特征相关[144]。一般来讲,网络的拓扑性质是指在连续变形下,网络保持不变的性质。接下来,本研究对网络的基本拓扑性质进行阐述。

2.5.2 度与网络密度

网络中一个基础且关键的属性是度(degree)。在二分网络中,节点的度指的是与节点直接关联的边的数量,也可以表述为与节点直接关联的邻居节点的数量。本书定义的二分网络,V 代表节点的集合,E 代表边的集合,用 $G=(V,E)$ 表示二分网络,对应的邻接矩阵用 $A=\{a_{ij}\}_{n \times n}$ 来表示,节点 i 的邻域为 $N(i)$,同理,节点 j 的邻域为 $N(j)$,D_i 表示网络 G 中第 i 个节点的度,具体公式如下所示:

$$D_i = \sum_{j=1}^{n} a_{ij} \tag{2-5}$$

网络中边的数量也可以通过度来定义,即

$$M = |E| = \frac{1}{2}\sum_{i=1}^{n} D_i \tag{2-6}$$

对于包含 n 个节点、M 条边的网络,网络的密度定义为

$$\rho = \frac{2M}{n(n-1)} \tag{2-7}$$

在本书中,i 表示药物,j 表示不良事件,E 表示药物不良事件关联,也即药物不良事件组合。

2.5.3 网络同配性与异配性

如果网络中的节点趋向于和它相近的节点相连,称这样的网络是同配的(assortative);反之,称为异配的(dis-assortative)[148]。网络同配性(异配性)的程度可以用同配系数 r(又称为皮尔逊系数,Pearson coefficient)表示,它可以衡量节点之间连接的倾向性[149-150]。其中,皮尔逊系数的表达式如下式所示:

$$r = \frac{M^{-1} \sum\limits_{e_{ij} \in E} D_i D_j - \left[M^{-1} \sum\limits_{e_{ij} \in E} \frac{1}{2} (D_i + D_j) \right]^2}{M^{-1} \sum\limits_{e_{ij} \in E} \frac{1}{2} (D_i{}^2 + D_j{}^2) - \left[M^{-1} \sum\limits_{e_{ij} \in E} \frac{1}{2} (D_i + D_j) \right]^2} \qquad (2-8)$$

其中，e_{ij} 表示两个节点（顶点）i 和 j 之间的边，D_i 表示节点 i 的度，M 为网络中边的总数，E 为网络中边的集合。同配系数的取值范围为 $-1 \leqslant r \leqslant 1$，当 $r > 0$ 时，称为同配网络且为正相关，此时网络中度大的节点之间倾向连接；当 $r < 0$ 时，称为异配网络且为负相关，此时网络中度大的节点倾向与度小的节点连接；当 $r = 0$ 时，此时网络表现为中性。

2.5.4　基于网络拓扑结构的相似性度量方法

基于相似性度量的链路预测方法的本质思想是相似的节点之间更趋向于形成连接[151]。该方法以两个节点之间的相似分数作为它们之间形成连接的可能性，分数越高，两个节点之间连接的可能性越大，反之亦然。近年来，基于网络拓扑结构相似性的链路预测方法得到了大量的关注和广泛的应用。首先，网络结构特征更加容易获取，也更为可靠；其次，网络结构特征的普适性更强，同一预测方法在结构相似的不同网络上也可以取得良好的预测效果。基于网络拓扑结构的相似性度量方法主要利用网络结构信息计算相似性，本书定义 S_{ij} 表示节点 i 和节点 j 之间的相似性分数，其中 $N(i)$ 为节点 i 的邻域，$N(j)$ 为节点 j 的邻域。经典的相似性度量方法如下所述：

（1）共同邻居（common neighbors，CN）指标[152]的定义如下式所示：

$$S_{ij} = |N(i) \bigcap N(j)| \qquad (2-9)$$

共同邻居指标认为，如果两个节点包含更多的共同邻居，则它们更倾向于连接。

（2）Salton 指标[153]的定义如下式所示：

$$S_{ij} = \frac{|N(i) \bigcap N(j)|}{\sqrt{D_i D_j}} \qquad (2-10)$$

该方法也称为余弦相似性。

（3）Jaccard 指标[154]的定义如下式所示：

$$S_{ij} = \frac{|N(i) \bigcap N(j)|}{|N(i) \bigcup N(j)|} \qquad (2-11)$$

该方法由 Jaccard 提出。Jaccard 指标度量了两个节点邻域之间的相似性，指标值越大,两个邻域越相似。Jaccard 指标广泛应用在数据挖掘、机器学习等领域。

(4)PA(preferential attachment)指标[155]的定义如下式所示:

$$S_{ij} = D_i \times D_j \qquad (2-12)$$

PA 指标利用被预测节点度值的乘积作为相似度量,也称为优先连接指标。

(5)HPI(hub promoted index)指标认为度大的节点更利于连接[156],也称为大度节点有利指标,具体公式如下所示:

$$S_{ij} = \frac{|N(i) \bigcap N(j)|}{\min (D_i, D_j)} \qquad (2-13)$$

(6)HDI(hub depressed index)指标[157]与 HPI 指标类似,又称为大度节点不利指标。该方法从反方向考虑,认为度大的节点并不利于连接,具体公式如下表示:

$$S_{ij} = \frac{|N(i) \bigcap N(j)|}{\max (D_i, D_j)} \qquad (2-14)$$

(7)AA(Adamic-Adar)指标[158]的定义如下式所示:

$$S_{ij} = \sum_{k \in N(i) \bigcap N(j)} \frac{1}{\log D_k} \qquad (2-15)$$

该方法是在 CN 指标基础上的改进,AA 指标认为度小的共同邻居节点贡献大于度大的共同邻居节点,并根据共同邻居节点的度为每个节点赋予权重。

(8)RA(resource allocation)指标[157]的定义如下式所示:

$$S_{ij} = \sum_{k \in N(i) \bigcap N(j)} \frac{1}{D_k} \qquad (2-16)$$

该方法与 AA 指标相近,区别在于赋予共同邻居节点的权重方式不同。

2.6　性能指标

性能指标是评价模型/算法性能好坏的重要依据,同时也是模型优化的重要依据。在统一的性能评价指标体系下,还可以比较不同的预测(监测)模型。因此一个好的性能指标,不仅可以反映模型的优劣,更有利于模型的优化。评价模型/算法的性能指标较多,目前应用最广泛的有灵敏性、特异性、准确率、精确率以及受试者工作特征曲线下面积等。本研究接下来对性能指标进行阐述。

分类的四种情况如下:真阳性代表在阳性样本中被正确预测为阳性的样本数目;假阴性代表在阳性样本中被错误预测为阴性的样本数目;假阳性代表在阴性样

本中被错误预测为阳性的样本数目;真阴性代表在阴性样本中被正确预测为阴性的样本数目。根据上述四种分类情况,可以建立混淆矩阵分类表,具体如表 2.5 所示。

表 2.5　混淆矩阵分类表

混淆矩阵		实际值(actual)	
		真值(positive)	假值(negative)
预测值 (predicted)	真值(positive)	真阳性 (true Positive,TP)	假阳性 (false positive,FP)
	假值(negative)	假阴性 (false negative,FN)	真阴性 (true negative,TN)

灵敏性(sensitivity)也称真阳性率(true positive rate)或召回率,表示真阳性样本在所有阳性样本中的比值,又称为漏诊率,具体计算公式如下所示:

$$R_{\mathrm{SEN}} = \frac{T_P}{T_P + F_N} \tag{2-17}$$

特异性(specificity)也称真阴性率,表示真阴性样本在所有阴性样本中的比值,又称为误诊率,具体计算公式如下所示:

$$R_{\mathrm{SPE}} = \frac{T_N}{T_N + F_P} \tag{2-18}$$

准确率(accuracy)表示真阳性和真阴性样本在所有样本中的比值,具体计算公式如下所示:

$$R_{\mathrm{ACC}} = \frac{T_P + T_N}{T_P + F_P + F_N + T_N} \tag{2-19}$$

精确率(precision)也称为阳性预测值(positive predictive value,PPV),表示真阳性样本在预测的阳性样本中的比值,具体计算公式如下所示:

$$R_{\mathrm{PRE}} = R_{\mathrm{PPV}} = \frac{T_P}{T_P + F_P} \tag{2-20}$$

受试者工作特征(receiver operating characteristic,ROC)曲线反映了灵敏性与特异性之间的相互关系。受试者工作特征曲线下面积(area under the ROC curve,AUROC,也称为 AUC)指的是 ROC 曲线下的面积,通过 AUC 值的大小可以判别模型性能的好坏。一般来讲,AUC 的取值范围在 0.5 至 1 之间,曲线下面积越大,则 AUC 值越大,模型的性能越好。AUC 作为一个综合评价指标,相比精确率等其他性能评价指标,可以更加全面地反映模型的性能,而不倚重某一类指标或者过于追求某项指标。

交叉验证方法是一种通用地评估模型性能的验证方法,该方法将样本随机分成 K 份较小的子集数据,K 份子集互不相交且数量上大致相同,因此又称为 K 折交叉验证法。通常 K 值取 10 或者 5,也称为 10 折交叉验证或者 5 折交叉验证。交叉验证方法评估结果的稳定性和保真性在很大程度上取决于 K 的取值,一般来讲,K 值越大,用于训练的样本数量越多,交叉验证的结果越好[159]。然而,交叉验证并没有考虑样本的时间序列。

本书提出的模型采用前瞻性评估方法进行评估。首先,按照时间顺序选取训练数据和验证数据,其中验证数据不参与模型训练与拟合。其次,根据训练数据,选择重复 3 次的 10 折交叉验证方法(具体如图 2.7 所示)获得最优的机器学习分类模型。最后,通过验证数据对模型的性能进行评估。前瞻性评估是唯一可以保留时间顺序的方法,该时间顺序为历史上可用的信息。保留此时间顺序至关重要,在实践过程中十分有用。由于药物不良事件预测方法必须只能基于已知的药物不良事件才能预测未知的药物不良事件,其他方法(例如交叉验证)可能会使训练集中包含一些这样的药物不良事件,它们只有在验证集中的某些相关 ADE 为已知之后才能知道,因此有可能破坏此时间顺序,从而为预测模型提供了不公平且不切实际的结果。

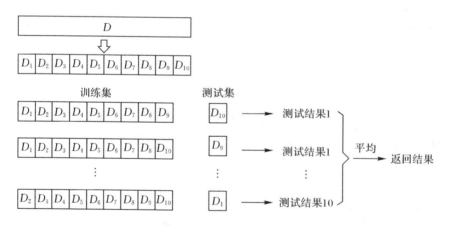

图 2.7　10 折交叉验证示意图

2.7　本章小结

本章主要介绍药物不良事件预测以及监测研究的相关基础,为后续章节做好准备工作。第一,概述了药物警戒,并对药物不良事件相关概念进行阐述。第二,概述了相关数据来源,随着生物信息学的不断发展以及相关数据量不断增长,各国建立了许多数据库,以实现对医学、生物学以及化学等数据的存储、管理以及定期更新。第三,阐述了 FARES 数据库规范化方法,规范化的数据是相关研究工作开展的前提。第四,概述了系统药理学研究方法,它为药物不良事件预测以及监测研究开辟了新的研究方法。第五,对复杂网络理论的基本概念进行阐述,复杂网络将数据之间的关联关系升级,且通过网络拓扑结构可以挖掘出更深层的信息。第六,给出了药物不良事件预测及监测研究中常用的性能评价指标。

》第 3 章

基于比例失衡分析方法指导药理学网络模型的药物不良事件预测研究

3.1　引言

系统药理学方法常依赖于对不同类型数据的整合,如化学、生物学和分类学等,提取来自这些数据的信息应用于定量模型[23]。在药物不良事件预测研究中,基于网络模型的系统药理学预测方法受到许多研究者的关注,然而尚未研究过药物不良事件关联的频率以及样本量是否在预测真正药物不良事件关联中起到重要作用。其中,药理学网络模型(pharmacological network model,PNM)作为系统药理学领域中一种代表性的预测方法,实现了对单一药物与单一不良事件之间关联的预测[25]。PNM 方法整合了来自网络结构的信息,利用特定药物与不良事件之间已知关联信息形成的网络,实现对未知的药物不良事件预测。PNM 方法把观察到的药物不良事件关联均视为真阳性信号,没有考虑药物不良事件关联在数据集中的频率以及样本量。此外,PNM 方法作为一种有价值的预测工具,并不是一种最优的预测模型。

比例失衡分析方法(disproportionality analysis,DPA)作为信号监测的数据挖掘算法之一,又称为信号监测算法。DPA 旨在辨识高度重要的药物不良事件关联,其不仅可以估计药物不良事件关联的有效样本量,并且标准差由药物不良事件关联的频率所驱动,即根据经典的比例失衡分析方法置信区间下限可以得到药物不良事件关联的定量信息(同时也作为信号监测的阈值)。本章从预测新药以及已上市药物的不良事件出发,提出了基于比例失衡分析方法指导药理学网络模型(disproportionality analysis guided pharmacological network model,DPA-PNM)的药物不良事件预测方法。该方法结合了数据挖掘算法与药理学网络模型各自的优势,不仅包含药理学以及网络拓扑结构的相关特征,而且引入了药物不良事件关联的频率信息以及样本量,可以实现预测新药以及已上市药物的不良事件,提升了基于网络模型的系统药理学方法的预测性能。

3.2　药理学网络模型的构建

PNM 方法利用已知的药物不良事件关联,在网络的基础上整合了网络数据、分类数据以及内在本质数据,定义了网络特征、分类特征以及本质特征,并通过逻辑回归建立了定量的预测模型,从而实现对未知药物不良事件关联的预测。接下来,分别对特征定义以及模型推断进行详细的阐述。

3.2.1 网络特征

本书在药物与不良事件形成的网络基础上，根据相关网络知识定义了 8 个网络特征，它们分别是：度–相乘（degree-prod）、度–相加（degree-sum）、度–相除（degree-ratio）、度–相减（degree-absdiff）、不良事件–杰卡德系数–最大值（Jaccard-ADE-max）、不良事件–杰卡德系数–相对熵（Jaccard-ADE-Kullback-Leibler divergence，缩写为 Jaccard-ADE-KL）、药物–杰卡德系数–最大值（Jaccard-drug-max）以及药物–杰卡德系数–相对熵（Jaccard-drug-KL），具体见表 3.1。它们的效应图如图 3.1 所示。对于给定的药物不良事件组合，网络特征的定义基于药物与不良事件网络的结构，每个网络特征 $X_s(i,j)$ 依赖于节点 i、节点 j 以及它们的领域 $N(i)$ 和 $N(j)$。其中，特征 degree-prod 旨在高维度药物和不良事件中捕捉潜在可能的信号，degree-prod 的定义源于复杂网络拓扑结构的相似性度量方法 PA 指标。特征 degree-absdiff 的目的是通过度（degree）来捕捉同配性（assortativity），即高维度药物是否倾向于与高维度不良事件或者低维度不良事件关联。特征 degree-sum 与 degree-ratio 是基于完整性而定义的，其中，特征 degree-sum 与 degree-prod 类似，特征 degree-ratio 和 degree-abstiff 类似。特征 Jaccard-ADE-max 和 Jaccard-drug-max 旨在捕捉药物对和不良事件对之间的拓扑结构相似性，这两个特征源于网络拓扑结构相似性度量方法 Jaccard 指标。基于 Jaccard 系数的预测因子已经应用在早期的多项研究中[160-161]，Jaccard-drug-max 在更早的研究中也已经得到了应用[24]，而基于 KL 距离的 Jaccard 预测因子则可以充分利用药物及其邻域、不良事件及其邻域的相似性。

表 3.1 网络特征的定义

网络特征	特征定义	补充信息
degree-prod	$X_1(i,j)=D(i)\times D(j)$	
degree-sum	$X_2(i,j)=D(i)+D(j)$	
degree-ratio	$X_3(i,j)=D(i)/D(j)$	
degree-absdiff	$X_4(i,j)=D(i)-D(j)$	
Jaccard-ADE-max	$X_5(i,j)=\max\limits_{k\in N(i)-\{j\}}\{J(j,k)\}$	$J(j,k)$ 代表 $N(j)$ 与 $N(k)$ 之间的杰卡德系数 $J(j,k)=\lvert N(j)\bigcap N(k)\rvert/\lvert N(j)\bigcup N(k)\rvert$
Jaccard-ADE-KL	$X_6(i,j)$：变量 $J(i,k)_{k\in N(j)-\{i\}}$ 的分布与其参考分布之间的 KL 距离	参考分布：变量 $J(i,k)$ 的分布与训练集边 (i,j) 之间的均值
Jaccard-drug-max	$X_7(i,j)=\max\limits_{k\in N(j)-\{i\}}\{J(i,k)\}$	

网络特征	特征定义	补充信息
Jaccard-drug-KL	$X_8(i,j)$：变量$J(j,k)_{k\in N(i)-\{j\}}$的分布与其参考分布之间的 KL 距离	参考分布：变量$J(j,k)$的分布与训练集边(i,j)之间的均值

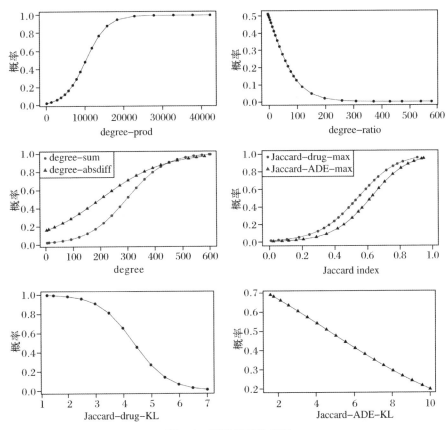

图 3.1　网络特征效应图

3.2.2　分类特征

　　分类特征是基于药物的 ATC 分类和不良事件的 MedDRA 分类而定义的,本节将对分类特征的定义及使用进行讨论。首先,计算药物对(药物 1,药物 2)之间的最小距离,该最小距离表示在 ATC 中药物 1 和药物 2 之间所有可能距离的最小值,即最短路径的长度。接下来,计算不良事件对(不良事件 1,不良事件 2)之间的距离,该距离表示不良事件 1 和不良事件 2 之间最短路径的长度。根据以上度量距离,PNM 方法定义了 4 个分类特征,分别是:药物-药物-最小 ATC 距离(atc-min)、药物-药物-相对熵(atc-KL)、不良事件-不良事件-最小 meddra 距离(meddra-min)以及不良事件-不良事件-相对熵(meddra-KL)(具体公式见表3.2)。Perlman 等人曾使用基于 ATC 度量预测了药物的靶点[162]。基于 MedDRA 的特征与基于 ATC 距离的特征相似,atc-KL 和 meddra-KL 与之前讨论的 Jaccard-ADE-KL 定义的目的是相同的。分类特征的效应图如图 3.2 所示。

表 3.2 分类特征的定义

特征名称	特征定义	补充信息
atc-min	$X_9(i,j) = \min\limits_{k \in N(j)-\{i\}} \{d_{\text{ATC}}(i,k)\}$	
atc-KL	$X_{10}(i,j)$:变量 $D_{\text{ATC}}(i,k)_{k \in N(j)-\{i\}}$ 的分布与其参考分布之间的 KL 距离	参考分布:变量 $D_{\text{ATC}}(i,k)$ 的分布与训练集边(i,j)之间的均值
meddra-min	$X_{11}(i,j) = \min\limits_{k \in N(i)-\{j\}} \{d_{\text{MedDRA}}(j,k)\}$	
meddra-KL	$X_{12}(i,j)$:变量 $D_{\text{MedDRA}}(i,k)_{k \in N(i)-\{j\}}$ 的分布与其参考分布之间的 KL 距离	参考分布:变量 $D_{\text{MedDRA}}(i,k)$ 的分布与训练集边(i,j)之间的均值

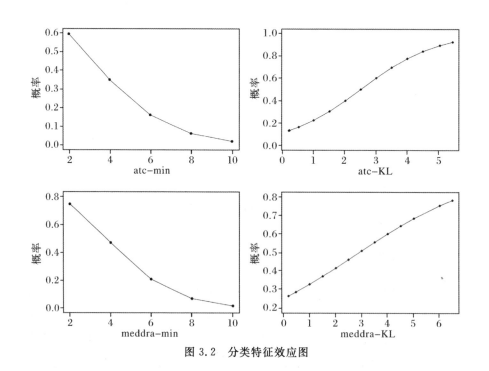

图 3.2 分类特征效应图

3.2.3　本质特征

本节对 PNM 方法中本质特征的定义以及使用进行讨论。首先,整理每个药物的内在性能向量,即从 PubChem 中提取药物的 17 种生化特性,分别是:分子量(molecular weight)、疏水参数计算参考值(XLogP3)、氢键供体数量(hydrogen bond donor count)、氢键受体数量(hydrogen bond aceptor count)、可旋转化学键数量(rotatable bond count)、精确质量(exact mass)、单同位素质量(monoisotopic mass)、拓扑分子极性表面积(topological polar surface area)、重原子数量(heavy atom count)、表面电荷(formal charge)、复杂度(complexity)、同位素原子数量(isotope atom count)、确定原子立构中心数量(defined atom stereocenter count)、不确定原子立构中心数量(undefined atom stereocenter count)、确定化学键立构中心数量(defined bond stereocenter count)、不确定化学键立构中心数量(undefined bond stereocenter count)以及共价键单元数量(covalently-bonded unit count)。接下来,计算药物对(药物1,药物2)的 17 维固有属性空间中的欧几里得距离。根据此距离,本书定义了两个本质特征,分别是:多维药物空间-欧几里得距离-最小值(euclid-min)和多维药物空间-欧几里得距离-相对熵(euclid-KL)(具体公式见表 3.3),本质特征的效应图如图 3.3 所示。Fliri 等人曾使用类似于欧几里得的距离度量指导聚类过程[163]。基于欧几里得距离的 KL 距离与前面讨论的网络特征和分类特征的目的也是相同的。

表 3.3　本质特征的定义

特征名称	特征定义	补充信息
euclid-min	$X_{13}(i,j) = \min\limits_{k \in N(j)-\{i\}} \{d_{\text{INT}}(i,k)\}$	
euclid-KL	$X_{14}(i,j)$:变量 $D_{\text{INT}}(i,k)_{k \in N(j)-\{i\}}$ 的分布与其参考分布之间的 KL 距离	参考分布:变量 $D_{\text{INT}}(i,k)$ 的分布与训练集边(i,j)之间的均值

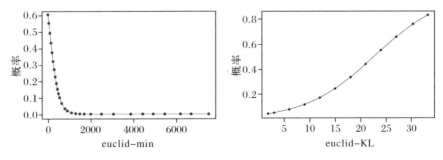

图 3.3　本质特征效应图

3.2.4　模型推断

特征定义完成后，接下来由分类器根据训练数据学习分类规则，从而实现对未知数据的预测。因此，与特征匹配的分类器对药物不良事件的预测结果起到了重要的作用。

逻辑回归模型作为分类器主要用于处理二分类问题[164]。二分类的问题如式（3-1）所示：

$$y = \begin{cases} 0 & z < 0 \\ 1 & z \geqslant 0 \end{cases} \tag{3-1}$$

其中，若预测值 z 大于等于零，则判断为正；若 z 小于零，则判断为负。

逻辑回归函数是一种"Sigmoid"函数，如图 3.4 所示，它可以将 z 值转化为一个接近 0 或者 1 的 y 值，逻辑回归函数如下式所示：

$$y = \frac{1}{1+e^{-z}} \tag{3-2}$$

其中，$z = w^{\mathrm{T}}x + b$，x 为特征，w 为参数，y 也称为预测函数。

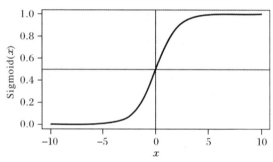

图 3.4　Sigmoid 函数曲线图

对式（3-2）进行变换，可以得到如下公式：

$$\ln \frac{y}{1-y} = w^{\mathrm{T}}x + b \tag{3-3}$$

其中，$\ln \dfrac{y}{1-y}$ 称为"对数几率"（log odds，也称为 logit）。

y 值代表了结果为 0 和 1 的概率，那么式（3-3）还可以写成如下形式：

$$\ln \frac{P(y=1 \mid x)}{P(y=0 \mid x)} = w^{\mathrm{T}}x + b \tag{3-4}$$

进一步还可以得到：

$$P(y=1 \mid x) = \frac{e^{w^{\mathrm{T}}x+b}}{1+e^{w^{\mathrm{T}}x+b}} \tag{3-5}$$

$$P(y=0 \mid x) = \frac{1}{1+e^{w^{\mathrm{T}}x+b}} \tag{3-6}$$

综合式(3-5)和式(3-6),得到如下表达式:

$$P(y \mid x; \boldsymbol{w}, b) = \left(\frac{e^{w^{\mathrm{T}}x+b}}{1+e^{w^{\mathrm{T}}x+b}}\right)^{y} \left(\frac{1}{1+e^{w^{\mathrm{T}}x+b}}\right)^{1-y} \tag{3-7}$$

公式(3-7)还可以改写为如下形式:

$$P(y \mid x; \boldsymbol{w}, b) = \left(\frac{e^{w^{\mathrm{T}}x+b}}{1+e^{w^{\mathrm{T}}x+b}}\right)^{y} \left(1 - \frac{e^{w^{\mathrm{T}}x+b}}{1+e^{w^{\mathrm{T}}x+b}}\right)^{1-y} \tag{3-8}$$

接下来,通过"极大似然法"(maximum likelihood method)估计 w 和 b。这里令 $\boldsymbol{\beta}^{\mathrm{T}}X = w^{\mathrm{T}}x+b$,$h_{\boldsymbol{\beta}} = \dfrac{1}{1+e^{-\boldsymbol{\beta}^{\mathrm{T}}x}}$,那么似然函数为

$$L(\boldsymbol{\beta}) = \prod_{i=1}^{m} P(y_i \mid x_i; \boldsymbol{\beta}) = \prod_{i=1}^{m} h_{\boldsymbol{\beta}}{}^{y_i} (1-h_{\boldsymbol{\beta}})^{1-y_i} \tag{3-9}$$

对式(3-9)取对数后,可以得到式(3-10),具体如下所示:

$$l(\boldsymbol{\beta}) = \log L(\boldsymbol{\beta}) = \sum_{i=1}^{m} y_i \log h_{\boldsymbol{\beta}} + (1-y_i)\log(1-h_{\boldsymbol{\beta}}) \tag{3-10}$$

当选择逻辑回归模型作为分类器时,不仅可以输出分类结果,同时还能够输出概率值,且拟合的参数能够清晰地展现每一个特征对结果的影响。然而,当特征之间相关性过高时,逻辑回归模型并不适用。

对于 PNM 方法定义的三类特征,通过拟合逻辑回归模型实现预测未知的药物不良事件关联。在这里,定义 Y 作为结果变量,在训练集的数据中,如果药物不良事件关联存在,则 $Y=1$;反之,$Y=0$。令 Y_{ij} 作为药物 i 和不良事件 j 的结果变量,其中 $i=1,\cdots,$ 药物的数量;$j=1,\cdots,$ 不良事件的数量。在逻辑回归模型中,将此响应建模的期望值定义为 $E[Y_{ij}] = p_{ij}$ 的伯努利随机变量,那么通过式(3-11)可以计算出药物不良事件的概率 P_{ij}:

$$E(Y_{ij}) = P_{ij} = \frac{\exp\left(\sum_{s} q_s x_s(i,j)\right)}{1+\exp\left(\sum_{s} q_s x_s(i,j)\right)} \tag{3-11}$$

其中,q_s 代表回归系数,x_s 代表模型的特征。训练数据拟合的最优模型通过赤池信息量准则(Akaike information criterion,AIC)决定,AIC 值最小的模型即为最优训练模型。

药理学网络模型的结构如图 3.5 所示。模型训练完成后,通过式(3-12)可以计算出验证集中的每个药物不良事件关联的概率,具体如下所示:

$$P'_{ij} = 1/\left[1 + \exp\left(-\sum_s q_s x_s(i,j)\right)\right] \qquad (3-12)$$

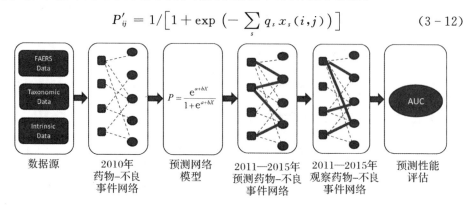

图 3.5　药理学网络模型结构图

当预测值 P'_{ij} 大于设定的阈值时,药物不良事件关联被预测为真关联,反之为假关联。最后,通过 AUC 值估计模型的预测性能。

3.3　比例失衡分析方法

由于自发呈报系统(SRS)的局限性,故研究者们提出了许多问题:是否可以仅从内部证据确定潜在的药物不良事件组合? 如何在没有分母的情况下定义比值? 尽管自发呈报系统有助于监测上市前测试中未监测到的严重药物不良反应,但是由于难以解释报告的频率,SRS 的全部潜在价值尚未实现。与设计良好的临床试验或流行病学研究不同,SRS 不允许计算给定药物不良事件组合的发生率或剂量-反应曲线。所以,计算比值的问题转向寻找合适的分母比较报告中药物不良事件组合的频率,而并不试图将 SRS 中的报告频率 C_{ij}(i 代表药物和 j 代表不良事件)与外部暴露测量相匹配。本书使用基线频率 E_{ij} 作为分母,从而得到相对报告比值为 $R_{ij} = C_{ij}/E_{ij}$,最后利用 R_{ij} 作为统计数据。当然,R 也并不总是有效的监测统计量。在本书中,如果涉及药物 i,则在统计意义上独立于不良事件 j,它们测量的是药物 i 和不良事件 j 组合的报告频率比预期发生的频率高出多少倍。

比例失衡分析方法又称为不相称性测定,它作为信号监测的数据挖掘算法,是自发呈报系统的主要分析方法之一,其基础理论最早可以追溯到 1974 年 Finney 提出的不相称测定技术的理论[165]。对于一个药物不良事件组合,比例失衡分析方法在假设药物和不良事件之间没有关联的情况下,通过观察(报告)频率与期望频率的比值或者其他类似统计方法评估药物不良事件关联的强度。接下来介绍两类经典的比例失衡分析方法。

在概述经典的比例失衡分析方法前,首先对涉及药物不良事件关联(组合)的相关符号进行定义,具体如表 3.4 所示。根据这些数量之间的关系可以建立经典的 2×2 列联表[69],具体如表 3.5 所示。其中,表 3.5 中的定义与表 3.4 的定义之间有如下关系: $A=C_{ij}$, $B=C_{i+}-C_{ij}$, $C=C_{+j}-C_{ij}$, $D=C_{++}-C_{i+}-C_{+j}+C_{ij}$。本书后续章节也以此定义作为标准。

表 3.4　药物不良事件关联的相关符号及定义

符号	定义
C_{ij}	药物不良事件组合的报告数量
$C_{i+}=\sum\limits_{j}C_{ij}$	药物的报告数量
$C_{+j}=\sum\limits_{i}C_{ij}$	不良事件的报告数量
$C_{++}=\sum\limits_{i}\sum\limits_{j}C_{ij}$	总报告的数量
$E_{ij}=\dfrac{C_{+j}}{C_{++}}C_{i+}$	在药物和不良事件之间没有关联的条件下, C_{ij} 的期望频率,也称为基准频率(baseline frequency)

表 3.5　2×2 列联表

药物	目标不良事件数量	其他不良事件数量	合计
目标药物	A	B	$A+B$
其他药物	C	D	$C+D$
合计	$A+C$	$B+D$	$A+B+C+D$

3.3.1　PRR 算法

PRR 算法[68]作为频率法,表示可观察的相对风险比值,计算公式如下所示:

$$P_{\text{PRR}}=\frac{C_{ij}/C_{i+}}{(C_{+j}-C_{ij})/(C_{++}-C_{i+})} \qquad (3-13)$$

$\ln P_{\text{PRR}}$ 的标准误(standard error,SE)如式(3-14)所示, S_{SE} 取决于药物不良事件关联的频率。在这里,我们定义 P_{PRR} 的 95% 置信区间下限为 $P_{\text{PRR\_05}}$,具体公式

如式(3-15)所示。根据 P_{PRR_05} 可以对药物不良事件关联进行信号强度排序。同时,选择 P_{PRR_05} 大于 1 作为信号监测的临界阈值。

$$S_{SE}(\ln P_{PRR}) = \sqrt{\frac{1}{C_{ij}} - \frac{1}{C_{i+}} + \frac{1}{C_{+j} - C_{ij}} - \frac{1}{C_{++} - C_{i+}}} \tag{3-14}$$

$$P_{PRR\_05} = P_{PRR} \cdot e^{-1.96\sqrt{\frac{1}{c_{ij}} - \frac{1}{c_{i+}} + \frac{1}{c_{+j} - c_{ij}} - \frac{1}{c_{++} - c_{i+}}}} \tag{3-15}$$

3.3.2　ROR 算法

ROR 算法[69]的计算公式如下所示:

$$R_{ROR} = \frac{C_{ij} / (C_{+j} - C_{ij})}{(C_{i+} - C_{ij}) / (C_{++} - C_{i+} - C_{+j} + C_{ij})} \tag{3-16}$$

$\ln R_{ROR}$ 的标准误如式(3-17)所示,S_{SE} 亦取决于药物不良事件关联的频率。在这里,我们定义 R_{ROR} 的 95% 置信区间下限为 R_{ROR_05},具体公式如式(3-18)所示。根据 R_{ROR_05} 可以对药物不良事件组合进行信号强度排序。同时,选择 R_{ROR_05} 大于 1 作为信号监测的临界阈值。

$$S_{SE}(\ln R_{ROR}) = \sqrt{\frac{1}{C_{ij}} + \frac{1}{C_{i+} - C_{ij}} + \frac{1}{C_{+j} - C_{ij}} + \frac{1}{C_{++} - C_{i+} - C_{+j} + C_{ij}}}$$
$$\tag{3-17}$$

$$R_{ROR\_05} = R_{ROR} \cdot e^{-1.96\sqrt{\frac{1}{c_{ij}} + \frac{1}{c_{i+} - c_{ij}} + \frac{1}{c_{+j} - c_{ij}} + \frac{1}{c_{++} - c_{i+} - c_{+j} + c_{ij}}}} \tag{3-18}$$

频率法 ROR 计算的是服用目标药物的患者组与未服用目标药物的其他患者之间的不良事件比率,而频率法 PRR 计算了两种患者组之间的两个相对不良事件风险比率。

3.3.3　IC 算法

IC 算法[71]作为贝叶斯法,克服了 C_{ij} 值很小时频率法计算的问题,同时还可以避免抽样方差的问题。IC 算法假设 C_{ij}、C_{i+}、C_{+j} 均服从二项分布,参数的先验概率服从 Beta 分布和均匀分布,具体如下所示:

$$C_{ij} \sim Bin(C_{++}, p_{ij}), p_{ij} \sim Beta[1, (p_{i+} \times p_{+j})^{-1}]$$
$$C_{i+} \sim Bin(C_{++}, p_{i+}), p_{i+} \sim Uniform(0,1)$$
$$C_{+j} \sim Bin(C_{++}, p_{+j}), p_{+j} \sim Uniform(0,1)$$

药物和不良事件之间的信息成分 IC 定义为

$$I_{IC} \sim \log_2 \frac{p_{ij}}{p_{i+} \times p_{+j}} \tag{3-19}$$

后验期望为

$$E(I_{\text{IC-}ij}) = \log_2 \frac{(C_{ij}+1)(C_{++}+2)^2}{(C_{++}+2)^2 + C_{++}(C_{i+}+1)(C_{+j}+1)} \tag{3-20}$$

方差为

$$V(I_{\text{IC-}ij}) = \frac{\dfrac{C_{++}-C_{ij}+\gamma-1}{(C_{ij}+1)(1+C_{++}+\gamma)} + \dfrac{C_{++}-C_{i+}+1}{(C_{i+}+1)(C_{++}+3)} + \dfrac{C_{++}-C_{+j}+1}{(C_{i+}+1)(C_{++}+3)}}{(\log 2)^2} \tag{3-21}$$

其中，$\gamma = \dfrac{(C_{++}+2)^2}{(C_{i+}+1)(C_{+j}+1)}$。

最后定义了 I_{IC} 的 95% 置信区间下限为 $I_{\text{ICL-}ij}$，具体如式（3-22）所示，$I_{\text{ICL-}ij}$ 的标准差（standard deviation，SD）取决于药物不良事件关联的频率。根据 $I_{\text{ICL-}ij}$ 可以对药物不良事件组合进行信号强度排序，同时选择 $I_{\text{ICL-}ij}$ 大于 0 作为信号监测的临界阈值。

$$I_{\text{ICL-}ij} = E(I_{\text{IC-}ij}) - 2\sqrt{V(I_{\text{IC-}ij})} \tag{3-22}$$

3.3.4　EBGM 算法

EBGM 算法[73]假设 C_{ij} 服从期望为 μ_{ij} 的泊松分布，即 $C_{ij} \sim \text{poisson}(\mu_{ij})$，相对报告比率（relative report rate）定义为 $\lambda_{ij} = \mu_{ij}/E_{ij}$。

伽马分布的概率密度函数为

$$g(\lambda;\alpha,\beta) = \beta^\alpha \lambda^{\alpha-1}\, e^{-\lambda\beta}/\Gamma(\alpha) \tag{3-23}$$

假定相对报告比率 λ_{ij} 服从伽马混合分布，即 $\lambda \sim \pi(\lambda;\alpha_1,\beta_1,\alpha_2,\beta_2,p)$，其先验概率密度为

$$\pi(\lambda;\alpha_1,\beta_1,\alpha_2,\beta_2,P) = Pg(\lambda;\alpha_1,\beta_1) + (1-P)g(\lambda;\alpha_2,\beta_2) \tag{3-24}$$

其中，在伽马混合分布下，λ 的先验期望为 $P\dfrac{\alpha_1}{\beta_1} + (1-P)\dfrac{\alpha_2}{\beta_2}$。

接下来在以下两个方面进行简化，首先，C 的边缘分布是一个混合负二项分布；其次，C 的后验分布依然是伽马混合分布。假定参数 $\theta = (\alpha_1,\beta_1,\alpha_2,\beta_2,p)$ 和 E 均为已知，则 C 的分布如下：

$$Pr(C=c) = Pf(c;\alpha_1,\beta_1,E) + (1-P)f(c;\alpha_2,\beta_2,E) \tag{3-25}$$

其中，$f(c;\alpha_1,\beta_1,E) = \left(1+\dfrac{\beta}{E}\right)^{-n}\left(1+\dfrac{E}{\beta}\right)^{-\alpha}\dfrac{\Gamma(\alpha+N)}{\Gamma(\alpha)n!}$。

假定 λ 混合伽马分布中一项元素的后验概率为 Q_n，根据贝叶斯法则，可以得到：

$$Q_n = \frac{Pf(c;\alpha_1,\beta_1,E)}{[Pf(c;\alpha_1,\beta_1,E)+(1-P)f(c;\alpha_2,\beta_2,E)]} \quad (3-26)$$

在 $C=c$ 的条件下，λ 的后验概率可以用下式表示：

$$(\lambda \mid (C=c)) \sim \pi(\lambda;\alpha_1+n,\beta_1+E,\alpha_2+n,\beta_2+E,Q_n) \quad (3-27)$$

根据伽马分布的性质，可以得到 λ 以及 $\log(\lambda)$ 的后验期望：

$$E(\lambda \mid (C=c)) = Q_n\frac{(\alpha_1+n)}{(\beta_1+E)}+(1-Q_n)\frac{\alpha_2+n}{\beta_2+E} \quad (3-28)$$

$$E(\log(\lambda) \mid (C=c)) = Q_n[\Psi(\alpha_1+n)-\log(\beta_1+E)]+$$
$$(1-Q_n)[\Psi(\alpha_2+n)-\log(\beta_2+E)] \quad (3-29)$$

其中，$\Psi(x)$ 为双伽马函数。

使用经验贝叶斯度量 $E_{EB}\log 2_{ij}$ 对变量间关系进行定义，具体如下式所示：

$$E_{EB}\log 2_{ij} = E[\log_2(\lambda_{ij}) \mid C_{ij}] = E[\log(\lambda) \mid C=c_{ij}]/\log(2) \quad (3-30)$$

为了与相对比值在同一个数量级，使用指数形式进行表示，具体如下式所示：

$$E_{EBGM-ij} = 2^{E_{EB}\log 2_{ij}} \quad (3-31)$$

本书通过经验贝叶斯几何平均数法（empirical bayes geometric mean，EBGM）反映关联关系的强度，并使用最大似然估计方法估计参数 $\theta=(\alpha_1,\beta_1,\alpha_2,\beta_2,p)$，似然函数如下式所示：

$$L(\alpha_1,\beta_1,\alpha_2,\beta_2,P) = \prod_{ij}\{P(C_{ij};\alpha_1,\beta_1,E_{ij})+(1-P)f(C_{ij};\alpha_2,\beta_2,E_{ij})\}$$
$$(3-32)$$

本书定义 EBGM 算法 90% 置信区间下限为 E_{EB_05}，根据 E_{EB_05} 可以对药物不良事件组合进行信号强度排序。同时，选择 E_{EB_05} 大于等于 2 作为信号监测的临界阈值，具体公式如下所示：

$$E_{EB\_05} = E_{EBGM-ij} \cdot \exp\left(-\frac{2}{\sqrt{C_{ij}+1}}\right) \quad (3-33)$$

综上所述，经典比例失衡分析方法的关联强度计算公式以及临界阈值如表3.6所示。为了便于后续内容的展开，我们将不同比例失衡分析方法置信区间下限符号统一定义为 D_{DPA-ij}，该符号既可以代表频率法中的 P_{PRR_05}、R_{ROR_05}，也可以代表贝叶斯法中的 I_{ICL-ij}、E_{EB_05}。

表 3.6　比例失衡方法的关联强度公式以及临界阈值

算法名称	计算公式	临界阈值	类别
PRR	$P_{\mathrm{PRR\_05}}=P_{\mathrm{PRR}}\cdot e^{-1.96\sqrt{\frac{1}{c_{ij}}-\frac{1}{c_{i+}}+\frac{1}{c_{+j}-c_{ij}}-\frac{1}{c_{++}-c_{i+}}}}$	$P_{\mathrm{PRR\_05}}>1$	频率法
ROR	$R_{\mathrm{ROR\_05}}=R_{\mathrm{ROR}}\cdot e^{-1.96\sqrt{\frac{1}{c_{ij}}+\frac{1}{c_{i+}-c_{ij}}+\frac{1}{c_{+j}-c_{ij}}+\frac{1}{c_{++}-c_{i+}-c_{+j}+c_{ij}}}}$	$R_{\mathrm{ROR\_05}}>1$	频率法
IC	$I_{\mathrm{ICL}\text{-}ij}=E(I_{\mathrm{IC}\text{-}ij})-2\sqrt{V(I_{\mathrm{IC}\text{-}ij})}$	$I_{\mathrm{ICL}\text{-}ij}>0$	贝叶斯法
EBGM	$E_{\mathrm{EB\_05}}=E_{\mathrm{EBGM}\text{-}ij}\cdot\exp\left(-\dfrac{2}{\sqrt{C_{ij}+1}}\right)$	$E_{\mathrm{EB\_05}}\geqslant2$	贝叶斯法

3.4　基于比例失衡分析方法指导药理学网络模型的构建

比例失衡分析方法与药理学网络模型是两种完全不同的方法。首先,PNM 方法利用已知的药物不良事件关联数据构建二分网络,在网络的基础上整合了来自 Lexicomp 数据库、Pubmed 数据库以及 Drugbank 数据库的信息,定义了网络特征、分类特征以及本质特征,并通过训练逻辑回归模型预测未知的、新的药物不良事件。PNM 方法把观察到的药物不良事件关联均视为真阳性信号,没有考虑药物不良事件关联在数据集中的频率信息以及有效样本量。另外,比例失衡分析方法作为信号监测的数据挖掘算法之一,旨在辨识重要的药物不良事件关联。DPA 不仅可以估计药物不良事件有效样本量,通过 DPA 置信区间下限还可以对药物不良事件关联进行信号强度排序。在比例失衡分析方法中,药物不良事件关联的频率和样本量在衡量关联的统计学意义上具有十分重大的影响。由于不同比例失衡分析方法(ROR、PRR、IC 以及 EBGM)具有不同的模式,故需要合理地选择比例失衡分析方法进行相关研究。那么,比例失衡分析方法与药理学网络模型结合是否能够提升模型的预测性能呢?基于此,我们提出了以下两种情况:

第一种情况 Ⅰ:在训练数据中,如果利用比例失衡分析方法过滤掉低频率或者没有统计学意义的药物不良事件关联,相较于 PNM,DPA-PNM 能否提升预测性能?

第二种情况 Ⅱ:在验证数据中,如果利用比例失衡分析方法过滤掉低频率或者没有统计学意义的药物不良事件关联,相较于 PNM,DPA-PNM 能否提升预测性能？

为了回答以上两种情况的问题，我们提出了 DPA-PNM 算法 Ⅰ 和 DPA-PNM 算法 Ⅱ，算法的实现过程如以下两小节所述。

3.4.1　DPA-PNM 算法 Ⅰ 设计

为了回答第一种情况提出的问题，我们提出并设计了 DPA-PNM 算法 Ⅰ，算法的伪代码具体如下所述：

DPA-PNM 算法 Ⅰ：DPA-PNM in training data

输入：二分网络 G；其中，药物或不良事件代表节点，已知的药物不良事件关联代表边

输出：AUC

参数：AIC，D_{DPA-ij}，阈值 T，循环次数 n

1：根据已知的药物不良事件关联建立一个二分网络 G，其中已知的药物不良事件关联构成了训练集；

2：根据特征的定义，计算每对药物不良事件关联对应的特征值；

3：计算训练集中每个药物不良事件关联的 D_{DPA-ij}；

4：根据训练集数据，通过逻辑回归模型拟合所有可能组合的特征；

5：计算所有可能的模型的 AIC，其中 AIC 值最小的为最优模型，最优模型的参数 q_s 也同时得到；

6：根据第 5 步中得到的最优模型，计算验证集的 AUC 值，即 AUC of PNM；

7：通过 D_{DPA-ij} 对训练集中的药物不良事件关联进行排序，根据阈值 T，训练集中的部分药物不良事件关联被过滤掉，得到了新训练集，新训练集的样本量小于原始的训练集；

8：根据新的训练集建立新的二分网络 G_i；

9：重复第 2 步至第 6 步，根据新的二分网络 G_i，计算 DPA-PNM 的 AUC 值，即 AUC of DPA-PNM；

10：if AUC of DPA-PNM ＞ AUC of PNM then

11：　AUC＝ AUC of DPA-PNM

12：end if

13：if AUC of DPA-PNM ＜ ＝ AUC of PNM then

14：　while AUC of DPA-PNM ＜ 1 do

15：　　　　　　　$i=1$

16：　　　　　重新选择阈值 T,然后重复第 8 步和第 9 步,再次计算 DPA-PNM 的 AUC 值,即 AUC of DPA-PNM

17：　　end while

18：　　if AUC of DPA-PNM $>$ AUC of PNM then

19：　　　　AUC$=$ AUC of DPA-PNM

20：　　　　Break

21：　　end if

22：　　if $i=n$ && AUC of DPA-PNM $<=$ AUC of PNM then

23：　　　　AUC$=$ AUC of PNM

24：　　　　Break

25：　　end if

26：　　if AUC of DPA-PNM $<=$ AUC of PNM then

27：　　　　$i=i+1$

28：　　end if

29：end if

30：返回 AUC

3.4.2　DPA-PNM 算法Ⅱ设计

为了回答第二种情况中提出的问题,我们提出并设计了 DPA-PNM 算法Ⅱ,算法的伪代码具体如下所示:

DPA-PNM 算法Ⅱ:DPA-PNM in validation data

输入:二分网络 G;其中药物或不良事件代表节点,已知的药物不良事件关联代表边

输出:AUC

参数:AIC,D_{DPA-ij},阈值 T,循环次数 n

1:根据已知的药物不良事件关联建立一个二分网络 G,其中已知的药物不良事件关联构成了训练集;

2:根据特征的定义,计算每对药物不良事件关联对应的特征值;

3:根据数据建立验证集,并计算验证集中每个药物不良事件关联的 D_{DPA-ij};

4：根据训练集数据，通过逻辑回归模型拟合所有可能组合的特征；

5：计算所有可能的模型的 AIC，其中 AIC 值最小的为最优模型，最优模型的参数 q_s 亦同时得到；

6：根据第 5 步得到的最优模型，计算验证集的 AUC 值，即 AUC of PNM；

7：通过 $D_{DPA\text{-}ij}$ 对验证集中的药物不良事件关联进行排序，根据阈值 T，验证集中的部分药物不良事件关联被过滤掉，得到了新验证集，新验证集的样本量小于原始验证集；

8：根据最优模型计算新验证集的 AUC 值，即 AUC of DPA-PNM；

9：if AUC of DPA-PNM > AUC of PNM then

10：　AUC= AUC of DPA-PNM

11：end if

12：if AUC of IC-PNM < = AUC of PNM then

13：　while AUC of DPA-PNM < 1 do

14：　　　$i=1$

15：　　　重新选择阈值 T，重新计算 AUC of DPA-PNM

16：　end while

17：　if AUC of DPA-PNM > AUC of PNM then

18：　　AUC= AUC of DPA-PNM

19：　Break

20：　end if

21：　if $i=n$ && AUC of DPA-PNM < = AUC of PNM then

22：　AUC= AUC of PNM

23：　Break

24：　end if

25：　if AUC of DPA-PNM < = AUC of PNM then

26：　　$i=i+1$

27：　end if

28：end if

29：返回 AUC

其中，函数 AIC 的伪代码如下所示：

函数：AIC(k,L)

输入：估计的参数数量 k，逻辑回归模型的似然函数 L

输出：AIC 分数

1：AICscore $= 2k - 2\ln L$

2：返回 AIC 分数

这里：

k 代表估计的参数的数量；

$\hat{L}$ 为逻辑回归模型的对数似然函数；

$$\hat{L} = \ln\big(\prod_{i=1}^{n} h_\theta(x)^{y(i)}\big)(1 - h_\theta(x)^{1-y(i)})$$

$y(i)$ 为逻辑回归模型的输出变量；$h_\theta(x) = \dfrac{1}{1+e^{-\theta T x}}$，$\theta$ 为估计的参数

综上所述，在 DPA-PNM 算法的伪代码描述过程中，我们用 DPA-PNM 算法可以代表任意一种比例失衡分析方法（DPA）指导药理学网络模型（PNM）。当具体应用某种比例失衡分析方法时，例如 PRR 或 IC，以上算法伪代码描述中的 DPA-PNM 可以写成 PRR-PNM 或者 IC-PNM。以下章节的符号与本节定义一致。

3.5　实验与分析

3.5.1　FAERS 数据处理

本章的实验数据选取了 FAERS 数据库中 2010 年至 2015 年的药物信息数据以及不良事件信息数据。然而，由于 FAERS 数据库背景信息十分嘈杂（药物名称不规范、报告重复等），例如，FAERS 数据库中涉及药物信息时，同一种药物以多种形式的名称出现，导致有超过 30 万个不同药物名称，因此，规范化和标准化工作是必要的前提，经过规范化处理以后，FAERS 数据库才可以正确使用。FAERS 数据规范化完成后，我们将 DrugBank 中的药物名称作为最终标准，并将数据中涉及的药物名称统一标准化为 DrugBank 药物名称。接下来，对于不良事件，由于 FAERS 数据库中的不良事件采用 MedDRA 的 PT 级编码表示，故我们将不良事件由 PT 级映射到 HLT(high level term) 级，并以 HLT 级作为实验数据。

对于目标药物,我们选择了小分子抗肿瘤药物(共有 238 种)。由于 PNM 方法需要整合每种药物的 ATC 代码以及来自 PubChem 的药物生化计算属性,故最后满足条件的小分子药物有 152 种。对于目标不良事件,我们选择了 633 种 HLT 级的不良事件,选择的不良事件全面且普遍。

本章选择的两个时间段分别为 2010 年以及 2011—2015 年。对于 2010 年 FAERS 数据,首先,按照 ID 编码(isr)合并药物文本和不良事件文本,如果 ID 编码相同,则选择日期最近的报告。其次,筛选出包含目标药物与目标不良事件的组合,并统计药物不良事件组合的报告数量 C_{ij}、目标药物的报告数量 C_{i+}、目标不良事件的报告数量 C_{+j} 以及 FAERS 数据库中 2010 年的总报告数量 C_{++}。接下来,对于 2011—2015 年 FAERS 数据,同样地,按照 ID 编码(primary id 或者 isr)将药物文本和不良事件文本合并,筛选出包含目标药物与目标不良事件的组合(筛选出的这些组合不在 2010 年 FAERS 数据中),最后统计药物不良事件组合的报告数量、目标药物的报告数量、目标不良事件的报告数量以及 2011—2015 年总报告数量。

3.5.2　二分网络的建立

根据 2010 年 FAERS 数据建立一个二分无向网络,此网络由 785 个节点组成,即 152 种药物和 633 个不良事件(HLT 级)。网络中有 33947 条边(edge)和 62269 条非边(non-edge)(训练集中边的比例为 35.28%),也即为训练集;其中,2010 年总报告数量为 673170。根据 2011—2015 年 FAERS 数据,确定了 21065 个新的药物不良事件组合(这些组合未在 2010 年中出现),即新边(在验证集中新边的比例为 21.89%),以上新的组合构成了验证集;其中,2011—2015 年的总报告数量为 4652301。

药物与不良事件之间关联形成的网络可以通过网络拓扑图表示,具体如图3.6 所示(利用 Cytoscape 软件画图,网址 http://www.cytoscape.org)。在此药物不良事件网络拓扑图中,左边圆点代表药物,右边圆点代表不良事件。圆点的大小代表度(degree)的大小,圆点越大,代表与此节点关联的节点越多,度也越大;反之,圆点越小,度越小,关联的节点越少。部分药物名称和不良事件名称在图中标注,以示说明。最后,药物不良事件网络以邻接矩阵 $G_{785 \times 785}$ 的形式表示。

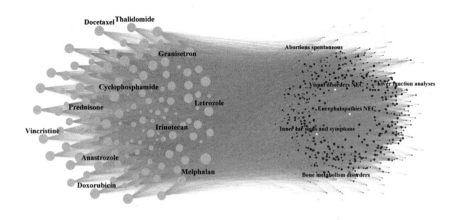

图 3.6　药物不良事件网络可视化图

3.5.3　训练数据和验证数据

本章选择 152 种药物和 633 种不良事件构成了训练数据和验证数据。在 2010 年 FAERS 数据中,包含了 33947 个药物不良事件关联。其中,报告频率为 1、2、3 的药物不良事件组合的数量分别为 5780、3723、2608。在训练数据中,低频率的药物不良事件组合占了 35.68%。在 2011 年至 2015 年 FAERS 数据中,新的药物不良事件组合数量为 21065(它们不在 2010 年 FAERS 数据中)。其中,报告频率为 1、2、3 的药物不良事件组合数量分别为 6547、3430、2200,低频率的药物不良事件组合占了 57.81%。

3.5.4　PNM 特征的统计学意义及相关性分析

本节通过多元逻辑回归模型拟合了药理学网络模型中提出的 14 个药理信息和网络拓扑结构的相关特征(具体见 3.2 节),实现了 AUC 值为 0.824 的预测结果。PNM 特征的统计结果如表 3.7 所示,除了特征 degree-sum、meddra-min 和 euclid-min,其他特征在预测药物不良事件关联方面均具有统计学意义。特征 degree-prod、degree-ratio、degree-absdiff、Jaccard-ADE-max 和 Jaccard-drug-max 为正相关,而特征 Jaccard-ADE-KL、Jaccard-drug-KL、atc-min、atc-KL、meddra-KL 和 euclid-KL 为负相关。

药理学网络模型特征的相关性分析如表 3.8 所示。其中,为了完整性而定义的特征 degree-sum 和 degree-ratio 与其他特征相关系数较高,具体如下所述:特征

degree-sum 与 degree-prod 之间相关系数为 0.841、与 degree-absdiff 之间的相关系数为 0.893、与 Jaccard-drug-max 之间的相关系数为 0.976、与 Jaccard-drug-KL 之间的相关系数为 -0.804。特征 degree-ratio 与 degree-absdiff 的相关系数为 0.782,特征 degree-absdiff 与 Jaccard-drug-max 之间的相关系数为 0.904、与 Jaccard-drug-KL 的相关系数为 -0.706,而特征 Jaccard-drug-max 与 Jaccard-drug-KL 之间的相关系数为 -0.820。除了上述特征,特征 Jaccard-ADE-max 与分类特征 euclid-KL 的相关系数为 0.702、与其他特征的相关系数均较小。特征 Jaccard-ADE-KL 与 degree-ratio 的相关系数为 0.479、与其他特征的相关系数均很小。此外,分类特征与其他特征的相关系数最高为 -0.595;对于本质特征,除了与 Jaccard-ADE-max 的相关系数最高为 0.702、与其他特征的相关系数均较低。

表 3.7 多元模型特征的统计结果

特征名称	回归系数	标准误差	P 值
degree-prod	8.903×10^{-5}	6.850×10^{-6}	$<2 \times 10^{-16}$
degree-sum	-1.280×10^{-3}	1.032×10^{-3}	0.21513
degree-ratio	2.581×10^{-3}	1.013×10^{-3}	0.01083
degree-absdiff	1.942×10^{-3}	6.382×10^{-4}	0.00234
Jaccard-ADE-max	1.048×10^{-1}	2.094×10^{-1}	$<2 \times 10^{-16}$
Jaccard-ADE-KL	-1.984×10^{-1}	1.615×10^{-2}	$<2 \times 10^{-16}$
Jaccard-drug-max	8.073	3.466×10^{-1}	$<2 \times 10^{-16}$
Jaccard-drug-KL	-3.522×10^{-1}	3.095×10^{-2}	$<2 \times 10^{-16}$
atc-min	-8.341×10^{-2}	1.654×10^{-2}	4.56×10^{-7}
atc-KL	-1.892×10^{-1}	2.839×10^{-2}	2.69×10^{-11}
meddra-min	-1.625×10^{-2}	1.714×10^{-2}	0.34322
meddra-KL	-5.152×10^{-2}	1.780×10^{-2}	0.00379
euclid-min	8.889×10^{-5}	6.949×10^{-5}	0.20082
euclid-KL	-1.308×10^{-2}	3.504×10^{-3}	0.00019

表 3.8　不同特征之间的相关性分析

特征名称	degree-prod	degree-sum	degree-ratio	degree-absdiff	Jaccard-ADE-max	Jaccard-ADE-KL	Jaccard-drug-max
degree-prod	1.000						
degree-sum	**0.841**	1.000					
degree-ratio	0.208	0.595	1.000				
degree-absdiff	0.556	**0.893**	**0.782**	1.000			
Jaccard-ADE-max	0.686	0.357	−0.439	0.018	1.000		
Jaccard-ADE-KL	−0.132	0.098	0.479	0.300	−0.443	1.000	
Jaccard-drug-max	**0.787**	**0.976**	0.678	**0.904**	0.232	0.167	1.000
Jaccard-drug-KL	−0.723	**−0.804**	−0.523	**−0.706**	−0.224	−0.038	**−0.820**
atc-min	−0.345	−0.198	0.177	−0.068	−0.400	0.178	−0.181
atc-KL	0.391	0.176	−0.265	0.010	0.476	−0.210	0.146
meddra-min	−0.500	−0.577	−0.491	−0.516	−0.111	−0.133	−0.595
meddra-KL	0.373	0.390	0.383	0.316	0.083	0.097	0.408
euclid-min	−0.400	−0.248	0.129	−0.090	−0.426	0.194	−0.204
euclid-KL	0.504	0.217	−0.408	−0.037	**0.702**	−0.373	0.128

特征名称	Jaccard-drug-KL	atc-min	atc-KL	meddra-min	meddra-KL	euclid-min	euclid-KL
Jaccard-drug-KL	1.000						
atc-min	0.184	1.000					
atc-KL	−0.177	**−0.755**	1.000				
meddra-min	0.515	0.076	−0.062	1.000			
meddra-KL	−0.374	−0.029	0.020	−0.700	1.000		
euclid-min	0.228	0.243	−0.280	0.118	−0.089	1.000	
euclid-KL	−0.193	−0.331	0.430	−0.040	0.014	−0.597	1.000

3.5.5　不同比例失衡分析方法下 DPA-PNM 结果

本节讨论不同比例失衡分析方法下 DPA-PNM 的预测结果。首先,训练集中包含了 33947 个药物不良事件组合,其中,报告频率为 1、2、3 的药物不良事件组合数量分别为 5780 个、3723 个、2608 个,低频率的组合占了 35.68%。如果分别过滤掉训练集中的低频率组合,得到新的训练集,预测性能是否可以得到提升呢?

表3.9呈现了过滤掉训练集中低频率(观察频率/报告频率)组合后模型的预测结果。当过滤掉训练集中报告频率为1的组合,模型的预测性能由 AUC=0.824降至 AUC=0.749;当过滤掉训练集中报告频率为1和2的组合,模型的性能降至 AUC=0.722;当过滤掉训练集中报告频率为1、2、3的组合,新训练集组合数量为21836个,模型的性能降至 AUC=0.693。以上实验结果表明,训练集中药物不良事件组合的频率和样本量对模型的预测性能有着重要的影响,随着过滤掉的药物不良事件组合数量的增加,模型的预测性能逐渐降低。

表3.9　过滤掉训练集中报告频率为1、2、3的组合后药理学网络模型的预测结果

在训练集中过滤掉的组合数量/个	新训练集中药物不良事件组合数量/个	验证集中组合的数量/个	AUC 值
0	33947	21065	0.824
5780	28167	21065	0.749
5780+3723	24444	21065	0.722
5780+3723+2608	21836	21065	0.693

接下来,验证集中包含了21065个药物不良事件组合,其中,报告频率为1、2、3的药物不良事件组合数量分别为6547个、3430个、2200个,低频率的药物不良事件组合占了57.81%。如果分别过滤掉验证集中低频率的组合,进而得到新的验证集,预测性能是否可以得到提升?

表3.10呈现了过滤掉验证集中低频率组合后模型的预测结果。当过滤掉验证集中报告频率为1的组合,模型的预测性能由 AUC=0.824 提升至 AUC=0.857;当过滤掉验证集中报告频率为1和2的组合,模型的性能提升至 AUC=0.875;当报告频率为1、2和3的组合都被过滤掉,新验证集组合数量为8888个,模型的预测性能提升至 AUC=0.885。以上实验结果表明,药物不良事件组合的频率和样本量对模型的预测性能有着十分重要的影响,随着过滤掉的药物不良事件组合数量的增加,模型的预测性能逐渐提升。

表 3.10　过滤掉验证集中报告频率为 1、2、3 的组合后药理学网络模型的预测结果

训练集中药物 不良事件组合数量/个	在验证集中去掉 的组合数量/个	新验证集中 组合的数量/个	AUC 值
33947	0	21065	0.824
33947	6547	14518	0.857
33947	6547＋3430	11088	0.875
33947	6547＋3430＋2200	8888	0.885

通过以上实验可以发现,如果过滤掉训练集中的低频率组合,模型性能会大幅下降。然而,如果过滤掉验证集中的低频率组合,模型的性能却得到大幅提升。那么,根据 DPA-PNM 算法 Ⅰ 以及 DPA-PNM 算法 Ⅱ,利用不同数据挖掘算法(ROR、PRR、IC 及 EBGM)的临界阈值(如表 3.6 所示)分别对训练集、验证集中的药物不良事件组合进行过滤,即利用不同的数据挖掘算法分别对训练集中 33947 个药物不良事件组合以及验证集中 21065 个药物不良事件组合进行处理,从而过滤掉低频率或者无统计学意义的药物不良事件组合,进而获得具有有效样本数量的新训练集以及新验证集。

根据不同比例失衡分析方法的临界阈值得到新训练集。表 3.11 呈现了 DPA-PNM 算法I的预测结果。首先,根据 PRR 算法的临界阈值,即 $P_{PRR\_05} > 1$,得到了组合数量为 17769 个的新训练集,PRR-PNM 的预测结果为 AUC＝0.672,相较于 PNM 的预测结果 AUC＝0.824,PRR-PNM 预测性能大幅降低。其次,根据 ROR 算法的临界阈值,即 $R_{ROR\_05} > 1$,得到了组合数量为 17734 个的新训练集,ROR-PNM 的预测结果为 AUC＝0.672,相较于 PNM,ROR-PNM 的预测性能也大幅降低。再次,根据 IC 算法的临界阈值,即 $I_{ICL\text{-}ij} > 0$,得到了组合数量为 8808 个的新训练集,此时 IC-PNM 的预测结果为 AUC＝0.641,相较于 PNM,IC-PNM 的预测性能依然大幅降低。最后,根据 EBGM 算法的临界阈值,即 $E_{EB\_05} > 2$,得到了组合数量为 7974 个的新训练集,EBGM-PNM 的预测结果为 AUC＝0.633,相较于 PNM,EBGM-PNM 的预测性能依然大幅降低。

表 3.11 DPA-PNM 算法 I 的预测结果

比例失衡分析方法	临界阈值	新训练集中药物不良事件组合的数量/个	验证集中药物不良事件组合的数量/个	AUC 值
PRR	$P_{\text{PRR\_05}} > 1$	17769	21065	0.672
ROR	$R_{\text{ROR\_05}} > 1$	17734	21065	0.672
IC	$I_{\text{ICL-}ij} > 0$	8808	21065	0.641
EBGM	$E_{\text{EB\_05}} > 2$	7974	21065	0.633

根据不同比例失衡分析方法的临界阈值得到新验证集。表 3.12 呈现了 DPA-PNM 算法Ⅱ的预测结果。首先,根据 PRR 算法的临界阈值,即 $P_{\text{PRR\_05}} > 1$,得到了组合数量为 6262 个的新验证集,PRR-PNM 的预测结果为 AUC＝0.778,相较于 PNM 的预测结果 AUC＝0.824,PRR-PNM 未能提升预测性能。其次,根据 ROR 算法的临界阈值,即 $R_{\text{ROR\_05}} > 1$,得到了组合数量为 6246 个的新验证集,ROR-PNM 的预测结果为 AUC＝0.778,相较于 PNM,ROR-PNM 依然未能提升预测性能。再次,根据 IC 算法的临界阈值,即 $I_{\text{ICL-}ij} > 0$,得到了组合数量为 1736 个的新验证集,IC-PNM 的预测结果为 AUC＝0.908,相较于 PNM,IC-PNM 大幅提升了预测性能。最后,根据 EBGM 算法的临界阈值,即 $E_{\text{EB\_05}} > 2$,得到了组合数量为 1314 个的新验证集,EBGM-PNM 的预测结果为 AUC＝0.812,相较于 PNM, EBGM-PNM 未能提升预测性能。以上实验结果表明:EBGM-PNM 的性能与 PNM 接近,PRR-PNM 与 ROR-PNM 的性能最低,而 IC 可以与 PNM 很好地结合。IC-PNM 显著提升了预测性能,这也表明不同数据挖掘算法会带来不同的效果。

表 3.12 DPA-PNM 算法Ⅱ的预测结果

训练集中药物不良事件组合的数量/个	比例失衡分析方法	临界阈值	新验证集中药物不良事件组合的数量/个	AUC 值
33947	PRR	$P_{\text{PRR\_05}} > 1$	6262	0.778
33947	ROR	$R_{\text{ROR\_05}} > 1$	6246	0.778
33947	IC	$I_{\text{ICL-}ij} > 0$	1736	0.908
33947	EBGM	$E_{\text{EB\_05}} > 2$	1314	0.812

3.5.6　IC-PNM 算法 I 的结果

通过 3.5.5 节的实验与分析可以发现,根据不同比例失衡分析方法的临界阈值过滤掉药物不良事件关联,只有信息组成法与药理学网络模型可以很好地结合。接下来,本小节从药物不良事件关联的频率以及样本量角度展开具体的讨论与分析。根据 IC-PNM 算法 I,即通过 I_{ICL-ij} 对训练集中 33947 个药物不良事件关联进行信号强度排序,利用不同阈值过滤掉无统计学意义的药物不良事件组合,分析对模型的预测性能会有怎样的影响。

表 3.13 呈现了模型 IC-PNM 在不同阈值条件下的预测性能。首先,给出了 PNM 的预测性能,即 AUC=0.824,此时没有过滤掉训练集中的药物不良事件组合。当 ICL 的阈值设置为 -4.79 时,过滤掉了 3395 个不具有统计学意义的药物不良事件组合,此时训练数据中包含 30552 个药物不良事件组合,相较于 PNM,IC-PNM 的预测性能降至 AUC=0.752;接下来,将阈值逐步提升,如果将 ICL 阈值设置为 0.00 时,过滤掉了 25139 个不具有统计学意义的药物不良事件组合,此时,训练数据中包含了有效样本数量为 8808 个的药物不良事件关联,IC-PNM 预测性能将降低至 0.641。表 3.13 清晰地表明,随着 ICL 阈值的增加,过滤掉的无统计学意义的药物不良事件组合越多,IC-PNM 模型的预测性能越低。

表 3.13　IC-PNM 算法 I 的预测性能

训练数据中 ICL 阈值	ICL 过滤掉的训练数据中无统计学意义组合数量/个	构建网络的药物不良事件组合数量/个	验证集中药物不良事件组合数量/个	AUC 值
—	0	33947	21065	0.824
-4.79	3395	30552	21065	0.752
-4.02	6789	27158	21065	0.746
0.00	25139	8808	21065	0.641

以上实验结果表明,在训练预测模型时,当未从训练数据中过滤低频和无统计学意义的药物不良事件组合时,模型预测性能最高(AUC=0.824)。由于小样本药物不良事件组合不仅含有更多的阴性数据,同时也包含了重要的阳性数据,故 IC-PNM 在选择训练数据时应同时包含大小样本药物不良事件组合。

3.5.7　IC-PNM 算法Ⅱ的结果

根据 IC-PNM 算法Ⅱ,即通过 $I_{ICL\text{-}ij}$ 对验证集中的 21065 个药物不良事件关联进行信号强度排序,利用不同阈值过滤掉无统计学意义的药物不良事件组合。IC-IPNM 算法Ⅱ的结构如图 3.7 所示。接下来开始调查,相较于其他药物不良事件关联,是否高统计学意义的药物不良事件组合通过 IC-PNM 的预测效果更佳。

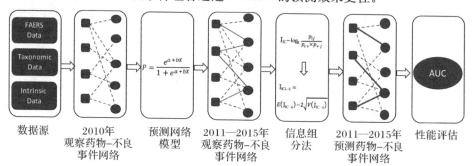

图 3.7　IC-PNM 算法Ⅱ的结构图

表 3.14 呈现了模型 IC-PNM 在不同阈值条件下的预测结果。首先,给出了 PNM 的预测性能,即 AUC=0.824,此时没有过滤掉验证集中的药物不良事件组合。接下来,当 ICL 阈值从 -4.79 一直变为临界值 0.00 时,IC-PNM 的 AUC 值逐渐增大。具体结果如下:当 ICL 的阈值设置为 -4.79 时,过滤掉了 4392 个药物不良事件组合,新验证集的组合数量为 16673 个,此时 IC-PNM 的预测性能提升至 AUC=0.825;当 ICL 的阈值设置为 -4.02 时,过滤掉了 8214 个药物不良事件组合,新验证集的组合数量为 12851 个,此时 IC-PNM 的预测性能升至 AUC=0.834;当 ICL 的阈值设置为 0.00 时,在 21065 个药物不良事件组合中过滤掉了 19329 个非显著统计学意义的组合,此时,对于有效样本数量为 1736 个的药物不良事件组合,IC-PNM 的预测结果为 AUC=0.908。以上实验结果表明,随着 ICL 阈值的增加,验证集中过滤掉了更多非显著性统计学意义的药物不良事件组合,相较于 PNM,IC-PNM 具有更优越的预测性能,不仅可以预测未知的药物不良事件,还可以预测新药的不良事件。同时,这也表明药物不良事件关联的频率信息以及样本量在预测真正药物不良事件关联中起到了重要作用。

表 3.14　IC-PNM 算法 II 的预测性能

训练集中药物不良事件组合数量/个	验证数据中 ICL 阈值	ICL 过滤掉的验证数据中无统计学意义组合数量/个	新验证集中药物不良事件组合数量/个	AUC 值
33947	—	0	21065	0.824
33947	−4.79	4392	16673	0.825
33947	−4.02	8214	12851	0.834
33947	−3.14	11442	9623	0.846
33947	−2.78	12640	8425	0.852
33947	−2.14	14470	6325	0.861
33947	−1.33	16960	4105	0.863
33947	0.00	19329	1736	**0.908**

3.6　本章小结

本章从预测新药的不良事件以及药物不良事件关联在数据集中的频率和样本量角度,提出了比例失衡分析方法指导药理学网络模型(disproportionality analysis guided pharmacological network model,DPA-PNM)的药物不良事件预测方法。由于不同比例失衡分析方法(PRR、ROR、IC 以及 EBGM)具有不同的模式,故通过分析不同比例失衡分析方法与药理学网络模型结合的性能,本章提出了 IC-PNM (information component guided pharmacological network model,IC-PNM)的药物不良事件预测方法。IC-PNM 方法结合了药理学网络模型与比例失衡分析方法各自的优势,不仅包含了药理学的特征和网络拓扑结构特征,同时还过滤掉了小样本药物不良事件组合,进而消除了假阳性信号对预测性能的影响。实验结果表明,由于小样本药物不良事件组合不仅含有更多的阴性数据,同时也包含了重要的阳性数据,故 IC-PNM 在训练模型时应同时包含大小样本药物不良事件组合。在评估模型的预测性能时,包括小样本药物不良事件关联将严重影响模型的预测性能;当过滤掉 ICL 小于 0 的药物不良事件关联时,IC-PNM 的预测结果提高至 AUC=0.908。IC-PNM 具有更优越的预测结果,解决了药理学网络模型未考虑药物不良事件关联在数据集中的频率和样本量的问题,不仅可以预测新的、未知的药物不良事件,还能够预测新药的不良事件,提升了基于网络模型的系统药理学方法的预测性能。

>> 第 4 章

基于特征融合预测网络模型
的药物不良事件预测研究

4.1 引言

正如研究现状中所阐述的,在多种特征中,如药物化学结构特征、生物属性特征以及表型特征等,表型特征在药物不良事件预测研究中起到了最重要的作用[25,27,32,35],可以预测出未知的、新的药物不良事件。相关研究同时也表明,化学结构、生物属性特征的提取与运算直接影响了运算速度,却未能有效提升模型的预测性能。例如,PNM 方法中的网络特征优势明显,而分类特征和本质特征不仅未有效提升预测性能,还增加了数据的复杂度,影响了运算速度。因此,有效反映数据本质属性的特征对药物不良事件预测研究至关重要。特征提取工作完成之后,与特征匹配的分类器对预测结果同样也具有关键的作用,分类器通过已知的训练数据学习分类规则、生成分类模型,从而实现对未知数据的预测。

与此同时,复杂网络拓扑结构的链路预测方法在生物信息学领域得到了广泛的发展与应用。链路预测旨在推断缺失的链路或预测网络中非连接节点之间的新交互,其有助于补充真实网络中缺失的数据,也有助于更好地理解网络的演化过程[151]。近年来,根据网络拓扑结构提出了大量的链路预测算法,一些算法已经成功应用于生物网络,解决了广泛的生物学和医学问题。其中,链路预测在二分网络中主要有两个方向:一是将单顶点网络的相似性指标推广到二分网络(称为扩展方法),二是将一个二分网络投影到两个单顶点网络,用其中一个或两个网络进行链路预测(称为投影方法)。现有的链路预测算法大致可以分为三类:基于相似性的算法、概率和统计模型以及基于机器学习的方法。基于相似性的算法作为主流化的方法,在生物网络研究中应用最为广泛[151]。

大型复杂医疗数据为获取重要价值提供了资源,为了有效利用这些资源,需要深入分析与研究。为此研究人员和专业人员研发了各种计算技术,其中,网络分析是一种通过可视化分析异构数据的技术。网络分析与其他技术的融合,为开发稳健的框架以及在不同的应用中进行预测分析奠定了基础。本章从预测已上市药物的不良事件角度,详细研究了复杂网络拓扑结构的链路预测方法以及机器学习方法,通过网络分析方法与机器学习方法的结合,提出了特征融合预测网络模型(feature fusion-based predictive network model,FFPNM)。该方法将网络拓扑结构相似性度量方法引入药物不良事件网络的特征定义中,并通过对相似性度量的改进,定义了高效的特征。FFPNM 没有冗余的特征,降低了数据的维度,作为计算方法具有简洁、高效的优势,同时还兼具鲁棒性,因此可以更准确地预测已上市药物的不良事件。此外,通过数据挖掘算法与特征融合预测网络模型相结合,再次验证药物不良事件关联的频率以及样本量在预测真正药物不良事件关联中的重要作用。

4.2　网络拓扑结构相似性度量预测模型的构建

4.2.1　基于相似性度量的特征提取

经典的相似性度量方法包括基于节点属性的方法和基于网络拓扑结构的方法,多用于复杂网络的链路预测,本质思想是相似的节点之间更趋于形成连接[151]。如果两个节点(药物和不良事件)之间的相似性越大,那么它们之间连接的可能性就越大,这里的相似性是指在网络结构下节点之间的邻近度(proximity)。本节主要讨论通过网络拓扑结构的相似性度量方法预测药物不良事件关联,其中,最简单的相似性度量方法是共同邻居(CN)指标。在 CN 指标基础上,从不同的角度又产生了其他经典的相似性指标,分别为 Salton 指标(又称余弦相似性)、Jaccard 指标、PA 指标(优先连接指标)、HPI 指标(大度节点有利指标)、HDI 指标(大度节点不利指标)、AA 指标以及 RA 指标(资源分配指标)等,以上指标的公式详见第 2 章 2.5.4 节。PNM 方法的部分网络特征,如特征 degree-prod、Jaccard-drug-max 以及 Jaccard-ADE-max,它们的定义源于 PA 指标和 Jaccard 指标。接下来,将其他经典局部信息相似性度量方法引入药物不良事件网络的特征定义中,提取并定义了 10 种特征,分别为:salton-drug-max、salton-ADE-max、HPI-drug、HPI-ADE、HDI-drug、HDI-ADE、AA-drug、AA-ADE、RA-drug 以及 RA-ADE,具体公式如表 4.1 所示。

表 4.1　基于相似性度量方法的特征定义

特征名称	特征定义
salton-drug-max	$S_{sdm} = \max\limits_{k \in N(j)-\{i\}} \dfrac{\left\| N(i) \bigcap N(k) \right\|}{\sqrt{D(i)D(k)}}$
salton-ADE-max	$S_{sam} = \max\limits_{k \in N(i)-\{j\}} \dfrac{\left\| N(j) \bigcap N(k) \right\|}{\sqrt{D(j)D(k)}}$

特征名称	特征定义
HPI-drug	$S_{hpid} = \dfrac{\left| N(i) \bigcap N(k) \right|}{\min(D(i), D(k))}, k \in N(j) - \{i\}$
HPI-ADE	$S_{hpia} = \dfrac{\left| N(j) \bigcap N(k) \right|}{\min(D(j), D(k))}, k \in N(i) - \{j\}$
HDI-drug	$S_{hdid} = \dfrac{\left| N(i) \bigcap N(k) \right|}{\max(D(i), D(k))}, k \in N(j) - \{i\}$
HDI-ADE	$S_{hdia} = \dfrac{\left| N(j) \bigcap N(k) \right|}{\max(D(j), D(k))}, k \in N(i) - \{j\}$
AA-drug	$S_{sad} = \displaystyle\sum_{k \in (N(j)-i)} \dfrac{1}{\log D(k)}$
AA-ADE	$S_{aaa} = \displaystyle\sum_{k \in (N(i)-j)} \dfrac{1}{\log D(k)}$
RA-drug	$S_{rad} = \displaystyle\sum_{k \in (N(j)-i)} \dfrac{1}{D(k)}$
RA-ADE	$S_{raa} = \displaystyle\sum_{k \in (N(i)-j)} \dfrac{1}{D(k)}$

接下来阐明特征的含义,首先,特征 salton-drug-max 和 salton-ADE-max 的目的与特征 Jaccard-ADE-max 和 Jaccard-drug-max 是类似的,旨在获得药物对和不良事件对之间的拓扑结构相似性。其次,特征 HPI-drug 和 HPI-ADE 的思想是认为在药物对和不良事件对中,度大的节点更利于连接;与之相反,特征 HDI-drug 和 HDI-ADE 的思想则是认为在药物对和不良事件对中,度大的节点不有利于连接。最后,特征 AA-drug 和 AA-ADE 的思想是认为在药物对和不良事件对中,度小的共同邻居节点贡献大于度大的共同邻居节点,并根据共同邻居节点的度为每个节点赋予权重;而特征 RA-drug 和 RA-ADE 与特征 AA-drug 和 AA-ADE 的不同之处仅在于赋予权重的方式不同,具体见表 4.1 中公式。基于相似性度量方法特征的效应如图 4.1 所示。

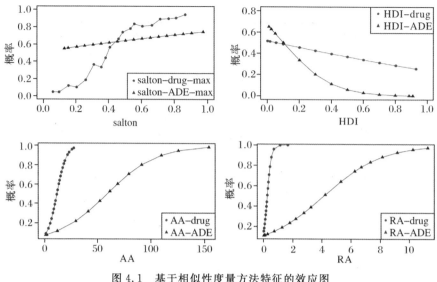

图 4.1　基于相似性度量方法特征的效应图

4.2.2　模型推断

选择逻辑回归模型作为分类器构建网络拓扑结构相似性度量预测模型,以期实现对未知的药物不良事件关联的预测。模型的结构如图 4.2 所示,其中,通过 AUC 值评估模型的性能。需要注意的是,在单变量分析时,每个特征是相互独立的,但类似特征 salton-drug-max 和特征 salton-ADE-max,尽管它们是两个特征,但也是一组特征。分别对每一组特征进行多变量分析,可以实现对组合特征性能的评估。

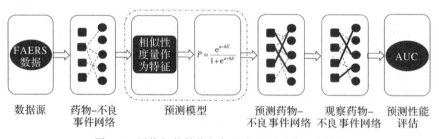

图 4.2　网络拓扑结构相似性度量预测模型的结构图

4.3　特征融合预测网络模型的构建

4.3.1　基于改进相似性度量的特征提取

药理学网络模型以及上一节提出的网络拓扑结构相似性度量预测模型,均利用经典的网络拓扑结构相似性度量指标定义相关特征。接下来,在网络拓扑结构相似性度量的基础上,本节提出了一种改进的链路预测算法。

基于网络拓扑结构的相似性度量方法在生物信息学和医学等领域得到了广泛的应用,故能否充分利用网络结构的信息对预测有着重要的影响。在 PNM 方法中,Jaccard 指标起到了主导作用[25]。Lin 等人也利用 Jaccard 指标作为新连接的预测分数[32]。Davazdahemami 等人对 degree-prod、degree-ratio、degree-sum、Jaccard 指标以及 AA 指标等作为预测因子的预测性能进行了分析[20],研究结果表明,Jaccard 指标和 AA 指标优于其他三个指标,AUC 值分别为 0.889 和 0.887,这个结果与 PNM 方法的结果也是一致的。Timilsina 等人建立了药物-药物相似图,并将 CN 指标、Jaccard 指标、AA 指标以及 RA 指标等四种链路预测算法作为对比,进而预测药物与副作用之间的关联[34]。然而,尽管所有相似性度量都是基于两个节点之间邻域的共性概念而定义的,但每个度量都反映了相似性的不同方面。目前的相似性度量指标都只单一地考虑了网络拓扑结构下两个节点邻域的相似性、度大的节点或者共同邻居节点贡献等信息。我们认为,如果综合考虑节点邻域之间的相似性以及共同节点的度值,应该能够进一步提升网络拓扑结构相似性度量方法的预测性能,同时没有其他冗余信息的影响。

基于以上分析,为了同时获得网络拓扑结构相似性信息以及节点度的贡献,本节提出融合 Jaccard 指标以及 AA 指标来衡量连接的强弱能力,改进的相似性度量公式如下所示:

$$S(i,j) = \sum_{k \in N(i) \cap N(j)} \left(\frac{\dfrac{|N(i) \cap N(j)|}{|N(i) \cup N(j)|}}{\log D_k} + \frac{1}{\log D_k} \right) \qquad (4-1)$$

接下来,将改进的相似性度量引入药物不良事件网络,提取了融合 Jaccard 指标特征以及 AA 指标特征的有效特征,定义为 Jaccard-AA 药物融合特征(Jaccard and AA drug fusion,JADF)以及 Jaccard-AA 不良事件融合特征(Jaccard and AA-ADE fusion,JAAF),它们既包含网络拓扑结构属性,同时还具有共同邻接节点属性。特征 JADF 和 JAAF 的公式如下所示：

$$X_{\mathrm{JADF}}(i,j) = \sum_{k \in N(j)-\{i\}} \left(\frac{\left| \dfrac{N(i) \bigcap N(k)}{N(i) \bigcup N(k)} \right|}{\log D_k} + \frac{1}{\log D_k} \right) \qquad (4-2)$$

$$X_{\mathrm{JAAF}}(i,j) = \sum_{k \in N(i)-\{j\}} \left(\frac{\left| \dfrac{N(j) \bigcap N(k)}{N(j) \bigcup N(k)} \right|}{\log D_k} + \frac{1}{\log D_k} \right) \qquad (4-3)$$

特征 JADF 旨在网络结构下的药物对中融合 Jaccard 指标和 AA 指标各自的优势，JADF 不仅考虑了复杂网络拓扑结构相似性，还结合了网络中共同邻居节点的度值贡献，可以充分反映药物不良事件网络的本质属性。特征 JAAF 旨在网络结构下的不良事件对中融合 Jaccard 指标和 AA 指标各自的优势，目的与 JADF 相同。特征 JADF 和 JAAF 的效应如图 4.3 所示。

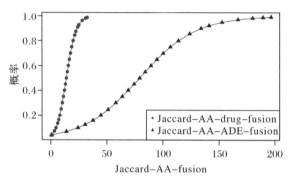

图 4.3　改进的相似性度量特征效应图

4.3.2　模型推断

在药物不良事件预测模型中，分类器承担着根据训练数据学习训练规则，实现对未知数据分类的任务。因此，分类器对预测结果同样也具有重要的影响。接下来，在改进相似性度量作为特征（JADF 与 JAAF）的基础上，通过不同机器学习分类器构建了特征融合预测网络模型（feature fusion-based predictive network model，FFPNM），结构如图 4.4 所示。关于分类器的选择，当逻辑回归模型作为分类器时，不仅可以输出分类结果，同时还可以输出药物不良事件关联的概率。本书还加入了支持向量机和集成学习分类器随机森林，它们都是代表性的机器学习分类器。

根据训练数据，通过重复三次的 10 折交叉验证方法找到最小估计误差，可以分别获得最优的支持向量机分类模型以及随机森林分类模型。最后,根据验证数据分别评估不同机器学习算法作为分类器时特征融合预测网络模型的性能。逻辑回归模型的原理见第 3 章 3.2.4 节,下面分别阐述支持向量机和集成学习分类器的原理。

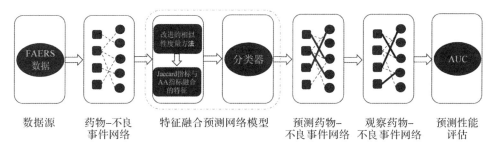

图 4.4　特征融合预测网络模型的结构图

1. 支持向量机

支持向量机(support vector machine,SVM)起源于 19 世纪 70 年代后期 Vapnik 的两个重要思想[166]。第一个思想是将特征向量以非线性的方式映射到高维空间(也可能是无限维空间),在新空间应用线性分类器,有利于找出对训练数据处理效果良好的分类器,并克服了线性分类器表述局限问题。第二个思想是关于大间距线性分类器,即间隔最大的划分超平面。事实上,不管在实践中还是理论中,大间隔分类器都具有良好的泛化能力。接下来对 SVM 算法进行具体论述。

给定训练样本集 $D = \{(x_1,y_1),(x_2,y_2),\cdots,(x_m,y_m)\}$,$y_i \in \{-1,+1\}$,分类的基本思想是基于训练集 D 在样本空间中找到划分超平面,其线性方程表达式为

$$\boldsymbol{\omega}^{\mathrm{T}} x + b = 0 \tag{4-4}$$

其中,$\boldsymbol{\omega} = (\omega_1,\omega_2,\cdots,\omega_d)$ 为法向量,决定了超平面方向;b 为位移项,决定了超平面与原点之间的距离。在样本空间中,任意点 x 到超平面 $(\boldsymbol{\omega},b)$ 的距离定义为

$$\gamma = \frac{|\boldsymbol{\omega}^{\mathrm{T}} x + b|}{\|\boldsymbol{\omega}\|} \tag{4-5}$$

假设超平面 $(\boldsymbol{\omega},b)$ 将训练样本正确分类,则有:

$$\begin{cases} \boldsymbol{\omega}^{\mathrm{T}} x_i + b \geqslant +1, & y_i = +1 \\ \boldsymbol{\omega}^{\mathrm{T}} x_i + b \leqslant -1, & y_i = -1 \end{cases} \tag{4-6}$$

要找出最大间隔的划分超平面,需要满足式(4-6)中约束的参数 $\boldsymbol{\omega}$ 和 b,使 γ 最大。为了最大化间隔,可以等价于:

$$\min_{\boldsymbol{\omega},b} \frac{1}{2} \|\boldsymbol{\omega}\|^2 \qquad (4-7)$$

$$\text{s. t. } y_i \boldsymbol{\omega}^{\mathrm{T}} x_i + b \geqslant 1, i = 1, 2, \cdots, m$$

使用拉格朗日乘子法,即为每条约束添加拉格朗日乘子 $\alpha_i \geqslant 0$。解出 α 后,可以得到模型:

$$f(x) = \boldsymbol{\omega}^{\mathrm{T}} x + b = \sum_{i=1}^{m} \alpha_i y_i x_i^{\mathrm{T}} x + b \qquad (4-8)$$

上述过程需要满足 KKT(Karush-Kuhn-Tucker)条件[167]:

$$\begin{cases} \alpha_i \geqslant 0 \\ y_i f(x_i) - 1 \geqslant 0 \\ \alpha_i (y_i f(x_i) - 1) = 0 \end{cases} \qquad (4-9)$$

如果原始空间中不存在正确划分样本的超平面,那么可以将原始空间映射到一个新的空间,使样本在这个新的空间是线性可分的。令 $\boldsymbol{\Phi}(x)$ 为 x 映射后的特征向量,其超平面模型可表示为

$$f(x) = \boldsymbol{\omega}^{\mathrm{T}} \boldsymbol{\Phi}(x) + b \qquad (4-10)$$

进一步可以得到:

$$f(x) = \boldsymbol{\omega}^{\mathrm{T}} \boldsymbol{\Phi}(x) + b = \sum_{i=1}^{m} \alpha_i y_i \boldsymbol{\Phi}(x_i)^{\mathrm{T}} \boldsymbol{\Phi}(x_j) + b = \sum_{i=1}^{m} \alpha_i y_i k(x_i, x_j) + b$$

$$(4-11)$$

在 SVM 算法中,不同的核函数形成的算法也不同。常用的核函数有以下几种形式[168],它们分别是:

(1)多项式核函数: $k(x_i, x_j) = [x_i \cdot x_j + 1]^d$;

(2)高斯径向基核函数: $k(x_i, x_j) = e^{-\|x_i - x_j\|^2 / 2\sigma^2}$;

(3)两层神经网络核函数: $k(x_i, x_j) = \tanh(kx \cdot y - \sigma)$。

一般情况下,核函数以及相关参数的选取具有技巧,不同的选择可能会显著影响分类性能。

2. 集成学习分类器

集成学习(ensemble learning)通过构建并结合多个学习器完成学习任务,有时也被称为多分类器系统(multi-classifier system)或基于委员会的学习(committee-based learning)[159]。

集成学习的思想是将多个个体学习器通过某种特定的策略结合起来,具体如

图 4.5 所示。当个体学习器均属于同一种类型时,称为同态多分类器系统,此时个体学习器也可以称为基学习器(base learner);当个体学习器不属于同一个类型,此时会有不同的学习算法,个体学习器不称为基学习器。根据个体学习器的生成方式,集成学习方法可以分为两类:①个体学习器之间不存在依赖关系,可以并行执行,如随机森林(random forest)、Bagging 等;②个体学习器之间存在依赖关系,需要串行的序列化方式执行,如 Boosting 算法、AdaBoost(adaptive Boosting)等。

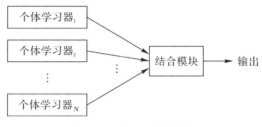

图 4.5　集成学习示意图

事实上,如果要求个体学习器同时具有"准确性"和"多样性",那么当准确性很高时,增加多样性就会牺牲准确性。本书选择随机森林进行分类研究,其简单且容易实现,被誉为"代表集成学习技术水平的方法"[159]。

基学习器训练好以后,需要以合适的策略将多个基学习器结合,常见的集成策略有以下三种:

(1)平均法。集成学习系统的基分类器数量为 N,基分类器为 h_i。此时平均法又分为简单平均法和加权平均法,计算公式如下:

①简单平均法(simple averaging):

$$H(x) = \frac{1}{N} \sum_{i=1}^{N} h_i(x) \tag{4-12}$$

②加权平均法(weighted averaging):

$$H(x) = \sum_{i=1}^{N} \omega_i h_i(x) \tag{4-13}$$

其中,ω_i 为个体学习器 h_i 的权重,一般要求 $\omega_i \geqslant 0$,$\sum_{i=1}^{T} \omega_i = 1$。

通过以上描述发现,加权平均法的特例是简单平均法,通过对训练数据的学习即可得到加权平均法的权重。一般情况而言,当个体学习器之间的性能差异较大时,加权平均法更加合适;而当个体学习器之间的性能接近时,则可以使用简单平均法。

（2）投票法。对于分类任务而言，学习器 h_i 将从类别标记集合 $\{c_1,c_2,\cdots,c_N\}$ 中预测出一个标记。最常见的集成策略是投票法（voting），定义 h_i 在类别标记 c_j 上的预测输出为 $h_i^j(x)$。在具体的实施过程中，投票法可以根据实际情况采取以下三种判别方法，分别为

①绝对多数投票法：

$$H(x)=\begin{cases} c_j, & \sum_{i=1}^{T}h_i^j(x)>0.5\sum_{K=1}^{N}\sum_{i=1}^{T}h_i^k(x) \\ \text{拒绝}, & \text{其他情况} \end{cases} \tag{4-14}$$

如果某个标记的得票数过半，则预测为该标记；否则，拒绝该预测。

②相对多数投票法：

$$H(x)=c_{\mathrm{argmax}_j\sum_{i=1}^{T}h_i^j(x)} \tag{4-15}$$

这里预测结果为得票最多的标记，如果同时有多个标记获得最高票，则随机选取一个。

③加权投票法：

$$H(x)=c_{\mathrm{argmax}_j\sum_{i=1}^{T}\omega_i h_i^j(x)} \tag{4-16}$$

与加权平均法类似，ω_i 作为基学习器 h_i 的权重，通常 $\omega_i\geq0$，$\sum_{i=1}^{T}\omega_i=1$。

（3）学习法。当训练数据很多时，可以使用学习法作为集成策略。用于集成的学习器称为次级学习器或元学习器（meta-learner），其中，Stacking 是学习法的典型代表，如以下伪代码所示[159]：

Stacking 算法
输入：训练集 $D=\{(x_1,y_1),(x_2,y_2),\cdots,(x_m,y_m)\}$；
初级学习算法 $\ell_1,\ell_2,\cdots,\ell_T$；
次级学习算法 ℓ；
输出：$H(s)$
参数：循环次数 T,m
1：for $t=1,2,\cdots,T$ do
2：　　$h_t=\ell_t(D)$；
3：end for
4：$D'=\phi$；

```
5:for i=1,2,…,m do
6：    for t=1,2,…,T do
7：        z_it=h_t(x_i);
8:end for
9：    D'=D'⋃((z_i1,z_i1,…,z_iT),y_i);
10:end for
11:h'=ℓ(D');
12:H(s)=h'(h_1(x),h_2(x),…,h_T(x))
```

4.4　实验与分析

4.4.1　实验数据

FAERS 数据库中最早的数据文件始于 2004 年第 1 季度。从公共安全的角度,人们期望尽早辨识出未知的药物不良事件关联。因此,本章选择 FAERS 数据库中 2004 年前 120 天的数据训练模型,通过 2004 年 120 天以后至 2009 年的数据评估模型的预测性能以及鲁棒性。为了进一步评估特征融合预测网络模型的性能,本章选择 2014 年至 2019 年第二季度 FAERS 数据,其中,2014 年 FAERS 数据作为训练集,2015 年至 2019 年第二季度数据作为验证集。

2004 年前 120 天 FAERS 数据经过规范化处理后,共包含 1177 种不同的药物。合作单位提供了医学院最关注的 97 种不良事件(PT 级),故本书选择 1177 种药物和 97 种 PT 级不良事件作为评估模型的实验数据。在训练集中,包含了 1177 种药物和 97 种不良事件的药物不良事件关联有 10307 个;在验证集中,包含了 22359 个新的药物不良事件关联,这些关联不在 2004 年前 120 天 FAERS 数据中。1177 种药物和 97 种不良事件构成了药物不良事件关联网络,具体如图 4.6 所示。在图中,左边圆点代表药物,右边圆点代表不良事件,节点的大小与节点的度成比例。图中标注了部分节点的药物名称和不良事件名称,以示说明。

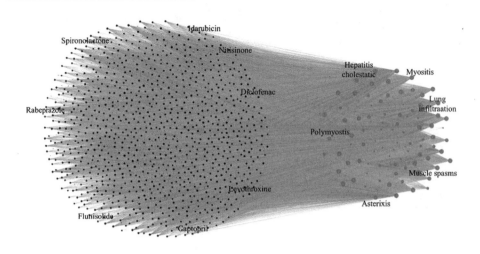

图 4.6 药物不良事件网络可视化图

2014 年 FAERS 数据经过规范化处理后,共包含 3500 种不同的药物,故选择 3500 种药物和 97 种不良事件(与上相同)进一步评估模型性能。其中,训练集中包含了 3500 种药物和 97 种不良事件的药物不良事件关联有 27821 个,它们同时构成了药物不良事件关联网络;验证集中包含了 24300 个新的药物不良事件关联,这些关联不在 2014 年前 120 天 FAERS 数据中。同时,本章也使用 2010—2015 年 FAERS 数据中的 152 个药物和 633 个不良事件作为实验数据。本书按照时间顺序选择训练数据以及验证数据,并采用前瞻性评估方法评估模型的性能。

4.4.2 网络拓扑结构相似性度量预测模型的性能评估

本节评估网络拓扑结构相似性度量预测模型的性能,并与药理学网络模型进行比较。实验数据选择 2010—2015 年 FAERS 数据中的 152 种药物和 633 个不良事件。首先,根据网络拓扑结构相似性度量定义的 10 个特征(具体见表 4.1),通过逻辑回归模型分别实现单变量分析以及多变量分析。接下来,分别对药理学网络模型中三类特征(8 个网络特征、4 个分类特征和 2 个本质特征)以及基于网络拓扑结构相似性度量的特征(10 个特征)性能进行详细的分析与比较。表 4.2 汇总了单变量模型以及多变量模型的预测结果。

首先,对于药理学网络模型中的三类特征(包含 14 个特征),它们的单变量模型以及多变量模型预测结果如表 4.2 所示。在网络特征分析中,首先拟合了所有单变量模型。其中,特征 degree-prod(也即 PA 指标)的预测性能最高(AUC＝0.790),degree-absdiff 的预测结果为 AUC＝0.649,而为了完整性定义的特征 degree-sum 和 degree-ratio 的预测结果分别为 AUC＝0.737 和 AUC＝0.524。其次,通过拟合多变量模型,特征 Jaccard-drug-max 和 Jaccard-ADE-max 的性能优于特征 degree-prod、degree-sum、degree-ratio 以及 degree-absdiff 的性能。然而,特征 Jaccard-drug-max 和 Jaccard-ADE-max 的单变量模型预测结果并不高,分别为 AUC＝0.732 以及 AUC＝0.704,多变量模型却呈现了较好的预测结果(AUC＝0.825)。接下来,特征 Jaccard-drug-KL 和 Jaccard-ADE-KL 的单变量模型预测结果分别为 AUC＝0.654 以及 AUC＝0.551,但是多变量模型的预测结果仅为 AUC＝0.621。以上实验结果表明,特征 Jaccard-drug-KL 和 Jaccard-ADE-KL 作为网络拓扑结构特征的扩展,其性能的鲁棒性较差,不适合的数据可能会起到相反的作用。最后,网络特征的多变量模型预测结果(NET)为 AUC＝0.824,当从多变量模型中去掉特征 Jaccard-drug-KL 和 Jaccard-ADE-KL,网络模型的性能升为 AUC＝0.826,预测结果最高。通过对网络特征的单变量分析和多变量分析可以发现,所有网络特征的组合并未提升模型的预测性能,最优的多变量模型为特征 degree-prod、degree-sum、degree-ratio、degree-absdiff、Jaccard-drug-max 及 Jaccard-ADE-max 的组合。

接下来,对药理学网络模型的分类特征和本质特征进行分析,具体结果如表 4.2 所示。其中,单变量模型的预测结果都很低,而多变量模型的预测结果高于单变量模型的预测结果。然而,与网络模型的预测性能相比(AUC＝0.824),分类模型和本质模型的预测性能较低,仅为 AUC＝0.707。三种类型特征的多变量模型(NET＋TAX＋INT)的预测性能也并未得到提升,仍为 AUC＝0.824。以上实验结果表明,PNM 方法仅提出了一个特征较为全面的网络方法,并不是一个最优的预测模型。与 PNM 中药理特征(分类特征和本质特征)的预测性能相比,网络模型的预测性能更优,因此仅使用网络特征(表型数据)也可以实现药物不良事件预测。

表 4.2 单变量模型和多变量模型的预测结果

药理学网络模型的预测结果		网络拓扑结构相似性度量预测模型的预测结果	
特征名称	AUC 值	特征名称	AUC 值
degree-prod	0.790	salton-drug-max	0.722
degree-sum	0.737	salton-ADE-max	0.616
degree-ratio	0.524	**salton-drug-ADE-max**	**0.815**
degree-absdiff	0.649		
DEGREE	**0.798**		
Jaccard-drug-max	0.732	HPI-drug	0.600
Jaccard-ADE-max	0.704	HPI-ADE	0.546
JACCARD	**0.825**	**HPI-drug-ADE**	**0.605**
DEGREE＋JACCARD	**0.826**		
Jaccard-drug-KL	0.654		
Jaccard-ADE-KL	0.551	HDI-drug	0.549
JACCARD-KL	**0.621**	HDI-ADE	0.551
NET	**0.824**	**HDI-drug-ADE**	**0.544**
atc-min	0.628		
atc-KL	0.639		
meddra-min	0.643	AA-drug	0.692
meddra-KL	0.609	AA-ADE	0.675
TAX	**0.667**	**AA-drug-ADE**	**0.821**
euclid-min	0.602		
euclid-kl	0.579		
INT	**0.601**	RA-drug	0.689
TAX＋INT	**0.707**	RA-ADE	0.675
NET＋TAX＋INT	**0.824**	**RA-drug-ADE**	**0.799**

　　网络拓扑结构相似性度量特征的单变量模型以及多变量模型预测结果也如表 4.2 所示。首先,特征 salton-index-drug 和 salton-index-ADE 的单变量模型预测结果分别为 AUC＝0.722 和 AUC＝0.616,多变量模型预测结果为 AUC＝0.815,仅比 Jaccard 指标定义特征的预测结果(AUC＝0.825)略小。其次,特征 HDI 和 HPI 的单变量模型以及多变量模型的预测结果都很小,最高仅为 AUC＝0.605,实验结果表明,HDI 指标和 HPI 指标并不适用于药物不良事件预测研究,故接下来

的研究不考虑这两类特征。特征 AA 的多变量模型预测结果优于特征 RA 的多变量模型预测结果，分别为 AUC＝0.821 和 AUC＝0.799，它们均具有良好的预测性能，与 RA 指标比较，AA 指标显然更加适于药物不良事件预测研究。

　　表 4.3 汇总了网络拓扑结构相似性度量特征的单变量分析以及多变量分析的统计结果，其中，每组特征之间均为正相关。网络拓扑结构相似性度量特征之间的相关性分析结果如表 4.4 所示，特征 salton-index-drug 与 AA-ADE、RA-ADE 的相关系数，特征 salton-index-ADE 与 AA-drug、RA-drug 的相关系数，AA-drug 与 RA-drug 的相关系数以及 AA-ADE 与 RA-ADE 的相关系数，均大于 0.9。其中，AA 指标与 RA 指标的相关性极高是由于在特征定义上，它们的区别仅在于取了对数，赋予的权重改变而已（具体公式可见表 4.1）。尽管部分特征之间的相关系数较高，但是它们组合后（即多变量分析）的预测性能还是有一定差距的（见表 4.2）。

表 4.3　网络拓扑结构相似性度量特征的单变量分析以及多变量分析统计结果

特征名称	回归系数	标准误差	P 值
salton-drug-max	9.93724	0.07481	$<2\times10^{-16}$
salton-ADE-max	11.3827	0.08493	$<2\times10^{-16}$
salton-drug-ADE-max	13.1183	0.1179	$<2\times10^{-16}$
	15.5852	0.1417	$<2\times10^{-16}$
AA-drug	0.22453	0.001745	$<2\times10^{-16}$
AA-ADE	0.043135	0.0003087	$<2\times10^{-16}$
AA-drug-ADE	0.399553	0.003483	$<\times10^{-16}$
	0.072575	0.000606	$<2\times10^{-16}$
RA-drug	7.00597	0.06255	$<2\times10^{-16}$
RA-ADE	0.506379	0.003761	$<2\times10^{-16}$
RA-drug-ADE	10.037796	0.092993	$<2\times10^{-16}$
	0.685885	0.005464	$<2\times10^{-16}$

表 4.4　特征之间的相关性分析结果

特征名称	salton-drug-max	salton-ADE-max	HPI-drug	HPI-ADE	HDI-drug	HDI-ADE	AA-drug	AA-ADE	RA-drug	RA-ADE
salton-drug-max	1.000	0.347	−0.519	0.350	0.401	−0.577	0.204	**0.976**	0.208	**0.979**
salton-ADE-max	0.347	1.000	0.088	−0.061	−0.306	0.071	**0.940**	0.274	**0.946**	0.277
HPI-drug	−0.519	0.088	1.000	−0.203	−0.488	0.577	0.183	−0.555	0.196	−0.57
HPI-ADE	0.350	−0.061	−0.203	1.000	0.364	−0.329	−0.147	0.354	−0.176	0.359
HDI-drug	0.401	−0.306	−0.488	0.364	1.000	−0.303	−0.438	0.432	−0.490	0.436
HDI-ADE	−0.577	0.071	0.577	−0.329	−0.303	1.000	0.160	−0.623	0.158	−0.64
AA-drug	0.204	**0.940**	0.183	−0.147	−0.438	0.160	1.000	0.133	**0.960**	0.133
AA-ADE	0.976	0.274	−0.555	0.354	0.432	−0.623	0.133	1.000	0.133	**0.990**
RA-drug	0.208	**0.946**	0.196	−0.176	−0.490	0.158	**0.960**	0.133	1.000	0.136
RA-ADE	**0.979**	0.277	−0.570	0.359	0.436	−0.644	0.133	**0.990**	0.136	1.000

4.4.3　特征融合预测网络模型的性能评估

改进的相似性度量融合了 Jaccard 指标和 AA 指标各自的优势,既包含网络拓扑结构相似性,又引入了共同邻居节点度的贡献。根据改进相似性度量提取的特征 JADF 和 JAAF,本节分别对逻辑回归模型、支持向量机以及随机森林作为分类器的特征融合预测网络模型的性能进行评估与分析。

1.基于逻辑回归预测网络模型的性能评估

首先对逻辑回归模型作为分类器的特征融合预测网络模型性能进行评估,实验数据选择 2010 年至 2015 年 FAERS 数据中的 152 种药物和 633 个不良事件。表 4.5 列出了通过逻辑回归模型拟合单变量模型和多变量模型的结果。在特征融合预测网络模型中,特征 JADF 和特征 JAAF 的单变量模型结果分别为 AUC=0.757 和 AUC=0.732,多变量模型结果为 AUC=0.849。与药理学网络模型以及网络拓扑结构相似性度量的预测模型结果相比,特征融合预测网络模型的性能更佳。

为了进一步评估基于逻辑回归特征融合药理学网络模型的预测性能以及鲁棒性,首先选择 2004 年前 120 天 FAERS 数据作为训练数据,2004 年 120 天以后至 2009 年 FAERS 数据作为验证数据。接下来选择 2014 年 FAERS 数据作为训练数据,2015 年至 2019 年第二季度数据作为验证数据,进而再次评估模型的性能。

表 4.5 分别列出了在 3 种不同药物不良事件网络下基于逻辑回归 FFPNM 的单变量模型以及多变量模型的结果,相较于单变量模型,多变量模型的 AUC 值分别为 0.849、0.887 和 0.897,预测性能得到了大幅提升,具有优秀的预测性能,且特征均具有统计学意义。同时,随着构建网络节点数量的增加,预测性能也得到了大幅提升。此外,由于选择了 2014 年 FAERS 数据中的全部药物,因此在特征 JADF 和 JAAF 的基础上,也可以通过增加不良事件的数量来提升模型的预测性能。

表 4.5　基于逻辑回归特征融合预测网络模型的单变量模型以及多变量模型结果

网络	特征名称	AUC 值	回归系数	标准误差	P 值
2010 年至 2015 年 FAERS 数据中 152 种药物和 633 个不良事件构成的网络	JADF	0.757	0.23185	0.00166	$<2\times10^{-16}$
	JAAF	0.732	0.04008	0.00027	$<2\times10^{-16}$
	JADF＋JAAF	**0.849**	0.26869	0.05654	$<2\times10^{-16}$
			0.04674	0.00255	$<2\times10^{-16}$
2004 年前 120 天 FAERS 数据中 1177 种药物和 97 个不良事件构成的网络	JADF	0.788	0.04063	0.00066	$<2\times10^{-16}$
	JAAF	0.809	0.78021	0.012	$<2\times10^{-16}$
	JADF＋JAAF	**0.887**	0.04966	0.00108	$<2\times10^{-16}$
			0.89502	0.01679	$<2\times10^{-16}$
2014 年 FAERS 数据中 3500 种药物和 97 个不良事件构成的网络	JADF	0.787	0.01859	0.00023	$<2\times10^{-16}$
	JAAF	0.846	0.56399	0.00626	$<2\times10^{-16}$
	JADF＋JAAF	**0.897**	0.02249	0.00341	$<2\times10^{-16}$
			0.62398	0.00783	$<2\times10^{-16}$

接下来,对基于逻辑回归的特征融合预测网络模型(FFPNM)与药理学网络模型(PNM)的预测性能进行比较与分析。图 4.7、图 4.8 以及图 4.9 分别呈现了三种不同网络下 FFPNM 与 PNM 的预测性能。当训练数据来自 2010 年至 2015 年 FAERS 数据中 152 种药物和 633 个不良事件,验证数据来自 2011 年至 2015 年 FAERS 数据时,如图 4.7 所示,PNM 实现了 AUC 值为 0.824 的预测结果,而 FFPNM 实现了 AUC 值为 0.849 的预测结果,FFPNM 的性能优于 PNM 的性能。接下来,当训练数据来自 2004 年前 120 天 FAERS 数据中 1177 种药物和 97 个不良事件,验证数据来自 2004 年 120 天以后直到 2009 年 FAERS 数据时,如图 4.8 所示,PNM 实现了 AUC 值为 0.866 的预测结果,而 FFPNM 实现了 AUC 值为 0.887 的预测结果,

FFPNM 的性能依然更优。最后,当训练数据来自 2014 年 FAERS 数据中 3500 种药物和 97 个不良事件,验证数据来自 2015 年至 2019 年第二季度 FAERS 数据时,如图 4.9 所示,PNM 的预测结果为 AUC=0.865,而 FFPNM 实现了 AUC 值为 0.897 的预测结果,FFPNM 的性能依然更优。在逻辑回归模型作为分类器的情况下,预测结果仅由模型中的特征所决定。以上实验结果表明,与 PNM 方法中的 14 个特征相比,特征 JADF 和 JAAF 不仅可以有效反映药物不良事件网络下数据的本质属性,还具有高效、简洁的优势。综上,基于逻辑回归的 FFPNM 具有更优秀的预测性能,且不受网络中药物和不良事件的数量以及发生时间的影响,具有良好的鲁棒性。

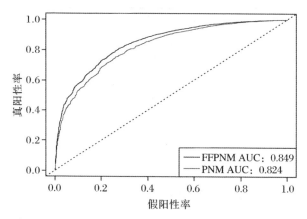

图 4.7　2010 年至 2015 年 FAERS 数据构成的网络中 FFPNM 与 PNM 的性能比较

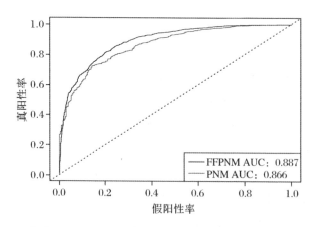

图 4.8　2004 年前 120 天 FAERS 数据构成的网络中 FFPNM 与 PNM 的性能比较

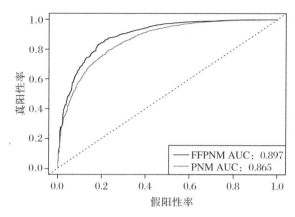

图 4.9　2014 年 FAERS 数据构成的网络中 FFPNM 与 PNM 的性能比较

表 4.6、表 4.7 和表 4.8 分别列出了基于逻辑回归预测网络模型中预测分数最高的 10 组（TOP10）药物不良事件关联、JADF 值和 JAAF 值，对应的网络分别由 2010 年 FAERS 数据中 152 种药物和 633 个不良事件（HLT 级）、2004 年前 120 天 FAERS 数据中 1177 种药物和 97 个不良事件（PT 级）以及 2014 年 FAERS 数据中 3500 种药物和 97 个不良事件构成。其中，JADF 值和 JAAF 值的大小受网络中药物以及不良事件节点数量的影响。比如，在 2010 年 FAERS 数据构成的网络中，不良事件节点的数量居多，则 JAAF 值偏大；在 2004 年前 120 天 FAERS 数据构成的网络以及 2014 年 FAERS 数据构成的网络中，药物节点的数量更多，因而 JADF 值偏大。

表 4.6　2010 年至 2015 年 FAERS 数据下特征融合预测网络模型预测的 TOP10 真阳性组合

排序	药物名称	不良事件名称（HLT 级）	JADF 值	JAAF 值
1	六甲蜜胺	黏膜异常	28.265	156.677
2	伊马替尼	钙代谢紊乱	28.521	154.374
3	帕米膦酸钠	急性髓性白血病	22.992	180.232
4	阿霉素	知觉障碍	22.835	181.080
5	雷利度胺	颅内压增高性疾病	24.486	168.347
6	利塞膦酸盐	镁代谢紊乱	21.803	180.379
7	骨化三醇	肝细胞损伤与肝炎	30.871	123.324
8	维生素 E	肺水肿	24.534	158.072
9	可乐定	急性髓性白血病	22.974	166.796
10	米诺环素	言语和语言异常	28.580	133.099

表 4.7　2004 年至 2009 年 FAERS 数据下特征融合预测网络模型预测的 TOP10 真阳性组合

排序	药物名称	不良事件名称（PT 级）	JADF 值	JAAF 值
1	阿托伐他汀	脾脏肿大	120.472	11.032
2	硝苯地平	肝硬化	144.721	9.076
3	环孢霉素	肝硬化	147.830	8.404
4	甲基强的松龙	肌肉发炎	90.827	11.029
5	硝苯地平	脾脏肿大	120.880	8.912
6	维拉帕米	肝硬化	147.726	7.417
7	奥美拉唑	肝硬化	88.928	10.582
8	长春新碱	肝硬化	143.972	7.445
9	昂丹司琼	肝硬化	149.053	7.129
10	异丙托溴铵	肝硬化	143.376	7.334

表 4.8　2014 年至 2019 年第二季度 FAERS 数据下特征融合预测网络模型预测的 TOP10 真阳性组合

排序	药物名称	不良事件名称（PT 级）	JADF 值	JAAF 值
1	维生素 D3	肝脏肿大	283.867	9.893
2	坦索罗辛	肝脏肿大	286.772	9.769
3	非索非那定	肝脏肿大	285.526	8.582
4	雷贝拉唑	肝脏肿大	289.479	8.349
5	异山梨酯	肝脏肿大	282.631	7.952
6	普瑞巴林	肝坏死	116.796	13.637
7	冷杉油	肝脏肿大	280.143	7.741
8	呋喃妥因	肝脏肿大	279.409	7.726
9	格列齐特	肝脏肿大	288.767	7.157
10	非格司亭	肝脏肿大	279.992	7.455

2. 基于支持向量机预测网络模型的性能评估

本小节分别使用准确率（accuracy）、精确率（阳性预测值）以及 AUC，对基于支持向量机的 FFPNM 性能进行评估，实验数据选择 2010 年 FAERS 数据中 152 种药物和 633 个不良事件构成的网络、2004 年前 120 天 FAERS 数据中 1177 种药物和 97 个不良事件构成的网络以及 2014 年 FAERS 数据中 3500 种药物和 97 个不良事件构成的网络。在实验过程中,依据训练数据,我们选择重复三次的 10 折交叉验证方法训练模型,并通过最小估计误差获得最优的支持向量机分类模型。

　　表 4.9 呈现了支持向量机和逻辑回归模型分别作为分类器时特征融合预测网络模型的预测结果。从表中可以发现,根据 2010 年 FAERS 数据中 152 种药物和633 个不良事件构成的网络,针对准确率(accuracy)、精确率(阳性预测值 PPV)以及 AUC 三种性能指标,支持向量机分别获得了 0.853、0.652、0.851 的预测结果,支持向量机比逻辑回归模型分别高出了 0.2%、8.6%、0.2%。根据 2004 年前 120天 FAERS 数据中 1177 种药物和 97 个不良事件构成的网络,针对准确率、精确率以及 AUC,支持向量机分别获得了 0.907、0.722、0.902 的预测结果,支持向量机比逻辑回归模型分别高出了 1.6%、4.7%、1.5%。根据 2014 年 FAERS 数据中3500 种药物和 97 个不良事件构成的网络,针对准确率、精确率以及 AUC,支持向量机分别获得了 0.923、0.737、0.917 的预测结果,支持向量机比逻辑回归模型分别高出了 2.1%、5.1%、2.0%。以上实验结果表明,支持向量机的性能略优于逻辑回归模型,同时具有较高的准确性和稳定性。

表 4.9　基于支持向量机 FFPNM 以及基于逻辑回归 FFPNM 的预测结果

网络	模型	准确率	PPV	AUC 值	最优参数
2010 年 FAERS 数据中 152 种药物和 633 个不良事件构成的网络	**SVM**	**0.853**	0.652	**0.851**	Cost:10,gamma:10,估计误差:0.09056
	LR	0.851	0.566	0.849	见表 4.5 的第 4 行
2004 年前 120 天 FAERS 数据中 1177 种药物和 97 个不良事件构成的网络	**SVM**	**0.907**	0.722	**0.902**	Cost:10,gamma:10,估计误差:0.03686
	LR	0.891	0.675	0.887	见表 4.5 的第 7 行
2014 年 FAERS 数据中 3500 种药物和 97 个不良事件构成的网络	**SVM**	**0.923**	0.737	**0.917**	Cost:10,gamma:1,估计误差:0.07498
	LR	0.902	0.686	0.897	见表 4.5 的最后一行

3.基于随机森林预测网络模型的性能评估

　　本小节分别使用准确率、精确率以及 AUC,对基于随机森林的特征融合预测网络性能进行评估,实验数据选择 2010 年 FAERS 数据中 152 种药物和 633 个不良事件、2004 年前 120 天 FAERS 数据中 1177 种药物和 97 个不良事件以及 2014

年 FAERS 数据中 3500 种药物和 97 个不良事件。在实验过程中,依据训练数据,我们选择重复三次的 10 折交叉验证方法训练模型,并通过最小估计误差获得最优的随机森林分类模型。

表 4.10 列出了随机森林和支持向量机分别作为分类器的预测结果。从表中可以发现,根据 2010 年 FAERS 数据中 152 种药物和 633 不良事件构成的网络,针对准确率、精确率以及 AUC 三种性能指标,随机森林分别获得了 0.862、0.667、0.856 的预测结果,随机森林比支持向量机分别高出了 0.9%、1.5%、0.5%。根据 2004 年前 120 天 FAERS 数据中 1177 种药物和 97 个不良事件构成的网络,针对准确率、精确率以及 AUC,随机森林分别获得了 0.923、0.756、0.913 的预测结果,随机森林比支持向量机分别高出了 1.6%、3.4%、1.1%。根据 2014 年 FAERS 数据中 3500 种药物和 97 个不良事件构成的网络,针对准确率、精确率以及 AUC,随机森林分别获得了 0.945、0.778、0.932 的预测结果,随机森林比支持向量机分别高出了 2.2%、4.1%、1.5%。

表 4.10　基于随机森林 FFPNM 以及基于支持向量机 FFPNM 的预测结果

网络	模型	准确率	PPV	AUC 值	最优参数
2010 年 FAERS 数据中 152 种药物和 633 个不良事件构成的网络	**RF**	**0.862**	0.667	**0.856**	树的个数:462,估计误差:0.09334
	SVM	0.853	0.652	0.851	Cost:10,gamma:10,估计误差:0.09056
2004 年前 120 天 FAERS 数据中 1177 种药物和 97 个不良事件构成的网络	**RF**	**0.923**	0.756	**0.913**	树的个数:482,估计误差:0.03782
	SVM	0.907	0.722	0.902	Cost:10,gamma:10,估计误差:0.03686
2014 年 FAERS 数据中 3500 种药物和 97 个不良事件构成的网络	**RF**	**0.945**	0.778	**0.932**	树的个数:457,估计误差:0.02282
	SVM	0.923	0.737	0.917	Cost:10,gamma:1,估计误差:0.07498

以上实验结果表明,特征 JADF 和 JAAF 可以有效表达数据的本质属性,同时网络分析方法与机器学习方法也是高效的结合方式。同时,随着构建网络的节点数量的增加,预测性能也得到了大幅提升。其中,基于随机森林的特征融合预测网络模型获得了最高的预测结果,优于基于支持向量机和逻辑回归模型,更优于药理

学网络模型,具有更优秀的准确性和鲁棒性。随机森林更优秀的预测结果是由于集成机器学习算法具有强大的功能,它可以捕获数据中复杂的模式。

接下来,将基于随机森林的特征融合预测网络模型与近期提出的方法进行比较,具体如表 4.11 所示。对比实验结果表明,本章提出的基于随机森林特征融合预测网络模型具有更优的性能,可以进一步提升预测算法的准确性和稳定性。

表 4.11　模型结果与其他方法的比较

模型	准确率	PPV	AUC 值
Davazdahemami 等人提出的模型[20]	0.895	0.701	0.883
Timilsina 等人提出的模型[34]	0.867	0.676	0.852
基于随机森林的特征融合预测网络模型	**0.945**	0.778	**0.932**

4.4.4　不同比例失衡分析方法下 DPA-FFPNM 的结果

本小节讨论药物不良事件关联的频率以及样本量对特征融合预测网络模型性能的影响,实验数据选择 2010 年至 2015 年 FAERS 数据中的 152 种药物和 633 不良事件。首先,根据 DPA-PNM 算法 I 和 II,可以较容易地设计出 DPA-FFPNM 算法 I 和 II,在这里不做过多阐述。DPA-FFPNM 算法 I 和 II 的预测结果如表 4.12 和表 4.13 所示。

表 4.12 汇总了不同比例失衡分析方法下 DPA-FFPNM 算法 I 的预测结果。根据比例失衡分析方法 PRR、ROR、IC 以及 EBGM 的临界阈值,分别过滤掉训练集中低频率或者无统计学意义的药物不良事件组合,进而得到不同比例失衡分析方法下的新训练集。实验结果表明,在训练集中,比例失衡分析方法与特征融合预测网络模型结合并不能提升预测性能。

表 4.12　DPA-FFPNM 算法 I 的预测结果

比例失衡分析方法	临界阈值	新训练集中药物不良事件组合的数量/个	验证集中药物不良事件组合的数量/个	AUC 值 (LR)	AUC 值 (SVM)	AUC 值 (RF)
PRR	$P_{PRR\_05}>1$	17769	21065	0.695	0.697	0.701
ROR	$R_{ROR\_05}>1$	17734	21065	0.695	0.697	0.701
IC	$I_{ICL\text{-}ij}>0$	8808	21065	0.664	0.666	0.671
EBGM	$E_{EB\_05}>2$	7974	21065	0.656	0.658	0.662

表 4.13 汇总了不同比例失衡分析方法下 DPA-FFPNM 算法 Ⅱ 的预测结果。根据比例失衡方法 PRR、ROR、IC 以及 EBGM 的临界阈值,分别过滤掉验证集中低频率或者无统计学意义的药物不良事件组合,进而得到不同数据挖掘算法下的新验证集。实验结果表明,在验证集中,只有 IC 与 FFPNM 结合可以提升预测性能;其他数据挖掘算法与 FFPNM 结合并不能提升预测性能。这里的结论与第 3章 3.5.5 的结论是一致的。

表 4.13   DPA-FFPNM 算法 Ⅱ 的预测结果

训练集中药物不良 事件组合的数量/个	比例失衡 分析方法	临界阈值	新验证集中药物不良 事件组合的数量/个	AUC 值 (LR)	AUC 值 (SVM)	AUC 值 (RF)
33947	PRR	$P_{PRR\_05} > 1$	6262	0.801	0.804	0.809
33947	ROR	$R_{ROR\_05} > 1$	6246	0.801	0.804	0.809
33947	IC	$I_{ICL\text{-}ij} > 0$	1736	**0.931**	**0.934**	**0.938**
33947	EBGM	$E_{EB\_05} > 2$	1314	0.833	0.836	0.840

4.4.5   IC-FFPNM 算法的结果

通过上一节的实验及分析可以发现,不同比例失衡分析方法具有不同的模式,根据不同比例失衡分析方法的临界阈值过滤掉药物不良事件关联,只有信息组分法(IC)与特征融合预测网络模型(FFPNM)可以很好地结合。接下来,从药物不良事件关联的频率以及样本量角度展开具体的讨论与分析。实验数据依旧选择2010 年至 2015 年 FAERS 数据中的 152 种药物和 633 不良事件。根据 DPA-PNM 算法 Ⅰ 和 Ⅱ,我们设计了 IC-FFPNM 算法 Ⅰ 和 Ⅱ,结构分别如图 4.10 和图4.11 所示。下面讨论通过不同 $I_{ICL\text{-}ij}$ 阈值过滤掉无统计学意义的药物不良事件组合,对模型的预测性能会有怎样的影响。表 4.14 和表 4.15 分别汇总了不同阈值下 IC-FFPNM 算法 Ⅰ 和 Ⅱ 的预测结果。

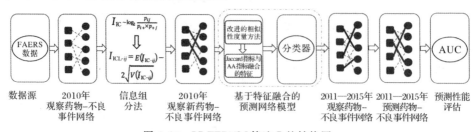

图 4.10   IC-FFPNM 算法 Ⅰ 的结构图

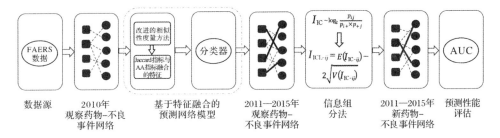

图 4.11　IC-FFPNM 算法 Ⅱ 的结构图

表 4.14 汇总了 IC-FFPNM 算法 Ⅰ 的预测结果。首先,给出了基于逻辑回归特征融合预测网络的预测性能,即 AUC＝0.849,此时没有过滤掉训练集中的药物不良事件组合。当 ICL 阈值从小开始直至临界阈值 0.00,IC-FFPNM 的预测性能总体呈下降的趋势。具体结果如下所述:当 ICL 的阈值设置为－4.79 时,过滤掉了 3395 个药物不良事件组合,新训练集的组合数量为 30552 个,此时 IC-FFPNM 的预测性能降至 0.776;当 ICL 的阈值设置为－4.02 时,过滤掉了 6789 个药物不良事件组合,新训练集的组合数量为 27158 个,此时 IC-FFPNM 的预测性能降至 0.771;当 ICL 的阈值设置为 0.00 时,在 33947 个药物不良事件组合中过滤掉了 25139 个没有显著性统计学意义的组合,对于有效样本数量为 8808 的新训练集,IC-FFPNM 预测性能降为 AUC＝0.667。以上实验结果表明,在训练模型时,应同时包含阳性数据和阴性数据,因为尽管小样本药物不良事件组合含有更多的阴性数据,但小样本组合也包含了重要的阳性数据。这个结论与第 3 章 3.5.6 节的结论是一致的。此外,基于支持向量机以及随机森林的 IC-FFPNM 预测结果也如表 4.14 所示,在这里不做过多阐述。

表 4.14　IC-FFPNM 算法 Ⅰ 的预测结果

训练数据中 ICL 阈值	ICL 过滤掉的训练数据中无统计学意义组合数量/个	构建网络的药物不良事件组合数量/个	验证集中药物不良事件组合数量/个	AUC 值 (LR)	AUC 值 (SVM)	AUC 值 (RF)
—	0	33947	21065	0.849	0.851	0.856
－4.79	3395	30552	21065	0.776	0.778	0.782
－4.02	6789	27158	21065	0.771	0.773	0.778
0.00	25139	8808	21065	0.667	0.669	0.674

表 4.15 汇总了 IC-FFPNM 算法 II 的预测结果。首先，给出了基于逻辑回归 FFPNM 的预测性能，即 AUC＝0.849，此时没有过滤掉验证集中的药物不良事件组合。当 ICL 阈值从小开始直至临界阈值 0.00，IC-FFPNM 的预测性能总体呈逐渐上升的趋势。具体结果如下所述：当 ICL 的阈值设置为−4.79 时，过滤掉了 4392 个药物不良事件组合，新验证集的组合数量为 16673 个，此时 IC-FFPNM 的预测性能为 0.851；当 ICL 的阈值设置为−4.02 时，过滤掉了 8214 个药物不良事件组合，新验证集的组合数量为 12851 个，此时 IC-FFPNM 的预测性能提升至 0.859；当 ICL 的阈值设置为 0.00 时，此时在 21065 个药物不良事件组合中过滤掉了 19329 个没有显著性统计学意义的组合，对于有效样本数量为 1736 的新验证集，IC-FFPNM 的预测结果为 AUC ＝ 0.931。此外，基于支持向量机以及随机森林的 IC-FFPNM 的预测结果如表 4.15 所示，在这里也不做过多阐述。

表 4.15　IC-FFPNM 算法 II 的预测结果

训练集中药物不良事件组合数量/个	验证数据中ICL 阈值	ICL 过滤掉的验证数据中无统计学意义组合数量/个	新验证集中药物不良事件组合数量/个	AUC 值(LR)	AUC 值(SVM)	AUC 值(RF)
33947	—	0	21065	0.849	0.851	0.856
33947	−4.79	4392	16673	0.851	0.853	0.858
33947	−4.02	8214	12851	0.859	0.861	0.867
33947	−3.14	11442	9623	0.871	0.873	0.879
33947	−2.78	12640	8425	0.876	0.878	0.884
33947	−2.14	14470	6325	0.886	0.888	0.894
33947	−1.33	16960	4105	0.889	0.891	0.896
33947	0.00	19329	1736	0.931	0.934	0.938

实验结果表明，随着 ICL 阈值的增加，验证集中过滤掉了更多非显著性统计学意义的药物不良事件组合，相较于 FFPNM，IC-FFPNM 的预测性能显著提升，这个结论与第 3 章 3.5.7 节的结论是一致的。可见，数据挖掘算法不仅与药理学网络模型结合可以提升模型的预测性能，与特征融合预测网络模型结合依然可以提升模型的预测性能，再次验证了药物不良事件关联的频率信息以及样本量在预测真正药物不良事件关联中可以起到重要的作用。

与 IC-PNM 方法相比，IC-FFPNM 的预测结果略高。IC-PNM 方法利用

FAERS 数据、ATC 数据、MedDRA 数据以及 PubChem 数据,同时考虑了网络拓扑结构以及药理学的相关特征,即通过现有药物与新药物之间的相似性,不仅可以预测出已上市药物的不良事件,还可以预测新药的不良事件。IC-FFPNM 和 FFPNM 仅考虑了网络拓扑结构,可以预测已上市药物未知的、新的不良事件。两种预测方法的研究目的有所不同,因此,当侧重预测新药的不良事件时,可以选择 IC-PNM 方法,其具有优秀的预测性能;当侧重预测已上市药物的不良事件时,则可以利用 FFPNM、IC-FFPNM 等方法,它们同样具有优秀的预测性能。

4.5　本章小结

本章开展已上市药物不良事件预测研究,通过网络分析方法与机器学习方法的结合,提出了基于特征融合预测网络模型(feature fusion-based predictive network model,FFPNM)的药物不良事件预测方法。FFPNM 将网络拓扑结构相似性度量方法引入到特征定义中。接下来,通过对相似性度量的改进,提取并定义了有效反映数据本质属性的特征 JADF 和 JAAF,最后评估了不同机器学习算法作为分类器的特征融合预测网络的预测性能。对比实验结果表明:FFPNM 不仅降低了数据的维度,提升了运算速度,具有简洁、高效的优势,同时还兼具鲁棒性。其中,随机森林作为集成学习分类器得到了 AUC 值为 0.932(准确率为 0.945)的预测结果,支持向量机的预测性能次之,逻辑回归模型的预测性能最差。随机森林更优越的结果是由于集成机器学习算法的强大功能,可以捕获数据中复杂的模式。研究还表明,通过比例失衡分析方法与特征融合预测网络模型的结合,再次验证了药物不良事件关联的频率以及样本量在预测真正药物不良事件关联中起到了重要的作用。此外,逻辑回归模型作为分类器不仅能够实现优秀的分类,同时还可以输出药物不良事件关联的概率,此概率值区别于自发呈报系统中的频率估计值。因此,本章提出的特征融合预测网络模型不仅具有优越的预测性能,还将有助于贝叶斯方法的药物不良事件监测研究。

》第 5 章

基于预测网络模型的贝叶斯
信号监测算法研究

5.1　引言

　　监测研究是药物不良事件研究工作中最大的类别,与药物不良事件预测研究不同,其研究重点是发现现有药物与不良事件之间已存在但未监测到的药物不良事件信号。药物不良事件监测研究完全依赖于对自发呈报系统、电子健康记录或社交媒体等数据源中的历史数据,应用统计方法、数据挖掘方法以及准实验设置来提取信号。风险信号需要进一步评估与验证,进而确定因果关系。其中,比例失衡分析方法(disproportionality analysis,DPA)作为数据挖掘算法之一,广泛应用于自发呈报系统中进行信号监测研究。比例失衡分析方法又称为信号监测算法,是量化和优先考虑单一药物与单一不良事件关联的先驱方法。对于药物不良事件组合,比例失衡分析方法在假定药物与不良事件之间没有关联的情况下比较报告频率与期望频率,并通过观察报告频率超过期望频率的比值(即相对风险,relative risk,RR)或者其他类似结构的统计数据评估药物不良事件关联。经典的 DPA 频率法有 PRR、ROR 以及 LRT 等,除了频率法,经典的贝叶斯方法有 EBGM 和 IC 等。比例失衡分析方法不需要非常复杂的建模技术,效率高且可以同时监测不同的药物不良事件或者一次监测整个自发呈报系统数据库,频率法利用 P 值监测信号,而贝叶斯和经验贝叶斯方法则是基于后验概率监测信号。

　　在近年来的一些研究中,Zhang 等人利用 FAERS 数据库分析了经典的信号监测算法的性能,提出了一种信号监测算法 3CMM,研究表明,与 PRR、LRT、IC 以及 EBGM 相比,3CMM 具有相同甚至更好的性能,且没有哪一种信号监测算法具有一直比其他方法更好的性能[81]。Harpaz 等人的研究表明,多模式信号监测方法可以使 AUC 值提高 0.04 至 0.09,这意味着误差降低了 17%~37%[84]。目前,在 FAERS 数据库中的药物名称超过了 300000 种,药物和不良事件名称必须经过规范化处理才可以正确使用,以减少虚假的药物不良事件关联。这些假阳性药物不良事件组合也被视为背景噪声。尽管 DPA 信号被假阳性干扰,但同时也证明了它们具有足够高的特异性,可以供进一步的研究。每种比例失衡分析方法在信号强度排序上都具有各自独特的优势,然而不同比例失衡分析方法信号排序的差异还没有得到很好的研究。另外,选择最重要的信号进行下一步研究也存在较大的困惑。

　　信息组分法(IC)作为贝叶斯置信传播神经网络(BCPNN)模型中测量比例失

衡的度量,其假设参数服从 Beta 分布来估计先验概率,并假设超参数值全部为 1。然而,药理学网络模型以及特征融合预测网络模型通过逻辑回归均可以输出药物不良事件关联的概率,这个概率值区别于自发呈报系统中的频率估计值。基于此,本章提出了一种基于预测网络模型的贝叶斯信号监测算法,改进后的信号监测算法联合了特征融合预测网络模型与 IC 算法各自的优势,并通过基于逻辑回归的倾向性评分方法控制混杂因素的影响,从而更加准确地挖掘出已知的药物不良事件关联。此外,不同监测方法具有不同的模式,不同方法产生的风险信号也可以互相补充,它们对药物警戒以及药理学研究具有十分重要的价值。

5.2　贝叶斯置信传播神经网络模型

神经网络受生物学启发,通过元素(神经元)耦合至网络构建而成。虽然这些神经元很简单,但是组合使用时却可以执行复杂的任务。例如,在模式识别和诊断中,每个神经元都接收一个外部输入以及来自其他神经元的几个输入,每个输入在网络中都具有相应的权重。当把所有的输入和它们各自的权重加在一个特定的神经元上,就得到了一个单独的输出,这个输出可以作为网络中其他神经元的其中一个输入。

本章使用的神经网络称为贝叶斯置信传播神经网络(BCPNN)[71],它是根据贝叶斯原理进行学习和推理的前馈神经网络。BCPNN 可以扩展至多层网络,但对于本章的工作,我们将其用作单层模型。在进一步研究 WHO 数据库中多个变量组合时,需要这样的多层网络,并且 BCPNN 已经成功地应用于诊断、专家系统中的数据分析等领域。与其他许多神经网络结构一样,BCPNN 的优点是它们是自组织的,且适合在并行计算机上实现,同时还提供了一种有效的计算模型,可以很好地在顺序机器上执行。BCPNN 的另一个优点是可以将权重解释为概率实体。另外,作为权值存储,BCPNN 中的信息可以量化为药物不良事件的依赖性。

贝叶斯置信传播神经网络具有考虑所有环节以及突出潜在信号的能力,且该网络是透明的,可以容易地看到计算结果。同时,贝叶斯置信传播神经网络还具有鲁棒性,尽管数据库中大多数报告都会包含一些空字段,但在这种有效的网络中,就算缺少数据,仍然可以生成相关结果。另外,贝叶斯置信传播神经网络还易于训练且非常省时,只需要遍历数据一次;且计算结果也是可重现的,从而使验证和检查变得简单。

5.2.1　BCPNN 算法的贝叶斯推断

贝叶斯法则如下所示：

$$P(A \mid D) = P(A)\frac{P(D \mid A)}{P(D)} \tag{5-1}$$

接下来，假设响应变量 A 由 m 个互斥事件 a_j 组成，根据贝叶斯法则，可以得到如下关系式：

$$P(a_j \mid D) = \frac{P(a_j)P(D \mid a_j)}{P(D)} = \frac{P(a_j)P(D \mid a_j)}{\sum_j P(a_j)P(D \mid a_j)} \tag{5-2}$$

假设联合解释事件 D 由 n 个独立事件 d_i 组成，则有

$$P(D \mid a_j) = P(d_1 \mid a_j) \cdot P(d_2 \mid a_j) \cdot \cdots \cdot P(d_n \mid a_j) \tag{5-3}$$

每个事件 d_i 可以由 k_i 个互斥的子事件或状态组成，则有

$$P(d_i \mid a_j) = P(d_i^1 \mid a_j) + P(d_i^2 \mid a_j) + \cdots + P(d_i^k \mid a_j) \tag{5-4}$$

由于 $P(d_i^k \mid a_j)$ 独立于 i，互斥于 k，则式(5-3)可以进一步改写为

$$P(D \mid a_j) = \prod_i \sum_k P(d_i^k \mid a_j) \tag{5-5}$$

根据贝叶斯法则，式(5-5)还可以写成如下形式：

$$P(D \mid a_j) = \prod_i \sum_k \frac{P(a_j \mid d_i^k)}{P(a_j)} P(d_i^k) \tag{5-6}$$

其中，$P(a_j \mid d_i^k) = \frac{P(d_i^k, a_j)}{P(d_i^k)} = \frac{P(a_j, d_i^k)}{P(d_i^k)}$，当前事件 d_i^k 通过详尽地训练和推理后，$P(d_i^k)$ 可用 $\pi_{d_i^k}$ 表示，这里 $\pi_{d_i^k} \geqslant 0$，$\sum_{k=1}^{k=K_i} \pi_i^k = 1$。基于此，式(5-6)也可以写成如下形式：

$$P(D \mid a_j) = \prod_i \sum_k \frac{P(d_i^k, a_j)}{P(d_i^k)P(a_j)} \pi_i^k \tag{5-7}$$

当 $P(d_i^k, a_j)$ 独立于 i，且 D 作为条件时，$P(D)$ 可以作为常数，根据式(5-1)和式(5-7)，可以得到

$$P(a_j \mid D) \propto P(a_j) \prod_i \sum_k \frac{P(d_i^k, a_j)}{P(d_i^k)P(a_j)} \pi_i^k \tag{5-8}$$

式(5-8)类似很多前馈神经网络架构，对于离散的置信值($\pi_{d_i^k} \in \{0,1\}$)，它可以用如下的简化形式来表示：

$$P(a_j \mid D) \propto \exp\left[\log P(a_j) + \sum_i \sum_k \log\left[\frac{P(d_i^k, a_j)}{P(d_i^k)P(a_j)} \right] \pi_{d_i^k} \right] \tag{5-9}$$

在式(5-9)中,"exp"可以认为是一个传递函数,而 $\log P(a_j)$ 是来自人工神经网构架的偏差项。由于对数的形式与信息理论有着很好的关联,尤其是交互信息,因此,这里将术语 $\log\left[\dfrac{P(d_i^k,a_j)}{P(d_i^k)P(a_j)}\right]$ 称为信息成分,它表示变量从一个状态迁移到另一个状态的信息度量。还可以将离散形式的交互信息视为信息成分(IC)的加权和:

$$I(X;Y)=\sum_X\sum_Y P(x,y)\log\frac{P(x,y)}{P(x)P(y)} \tag{5-10}$$

最后,使用以下公式作为权重以及信息成分的定义

$$W_{ij}=\frac{P(d_i^k,a_j)}{P(d_i^k)P(a_j)} \tag{5-11}$$

$$I_{\text{IC-}ij}=\log_2 W_{ij} \tag{5-12}$$

5.2.2　估计概率和不确定性

贝叶斯方法建立在先验概率的基础上,后验概率的计算考虑了先验概率以及更新的信息,因此可以提高其估计值。在计算过程中,原来的后验概率会作为新的先验概率,然后计算新的后验概率,以上这个过程不断重复。接下来,通过假设参数服从 Beta 分布来估计先验概率和联合概率。

1. 单个事件概率

首先估计伯努利试验中单个二元事件的概率,该变量结果由 0 和 1 表示。假定有 $c=c_0+c_1$ 次试验,结果为 1 的 c_1 次试验的概率服从二项分布:

$$P(c_1\mid P_1,c)=\begin{pmatrix}c\\c_1\end{pmatrix}P_1^{c_1}\ (1-P_1)^{c_0} \tag{5-13}$$

经典估计没有对小参数值的精确估计,也没有关于概率重要性的任何信息。为了克服这一点,使用贝叶斯方法判断变量的先验概率,且当有更多的信息(即样本)可用时,该分布可以细化。这里可以认为 P_1 是从共轭分布族中得出的,并称它为先验分布。接下来,使用 Beta 分布作为先验分布,那么由超参数 α_1 和 α_0 描述的 p_1 概率可以表示为

$$P(p_1)=\frac{\Gamma(\alpha_1+\alpha_0)}{\Gamma(\alpha_1)\Gamma(\alpha_0)}\ p_1^{\alpha_1-1}\ (1-p_1)^{\alpha_0-1} \tag{5-14}$$

在参数 c_1 和 c_0 的条件下,P_1 的后验概率也服从 Beta 分布:

$$P(p_1\mid c_1,c_0)=\frac{\Gamma(c+\alpha_1+\alpha_0)}{\Gamma(c_1+\alpha_1)\Gamma(c_0+\alpha_0)}\ p_1^{c_1+\alpha_1-1}\ (1-p_1)^{c_0+\alpha_0-1} \tag{5-15}$$

通过积分与归一化,可以得到 P_1 的期望值 $\hat{P_1} = E(P_1)$,即

$$E(p_1) = \frac{\int_0^1 p_1 \cdot p_1^{c_1+\alpha_1-1}(1-p_1)^{c_0+\alpha_0-1}\mathrm{d}p}{\int_0^1 p_1^{c_1+\alpha_1-1}(1-p_1)^{c_0+\alpha_0-1}\mathrm{d}p} \tag{5-16}$$

由于 $\mathrm{Beta}(x,y) = \Gamma(x)\Gamma(y)/\Gamma(x+y)$,简化后的式(5-16)可以写成如下形式:

$$\hat{P_1} = E(P_1) = \frac{c_1+\alpha_1}{c+\alpha} \tag{5-17}$$

其中,$\alpha = \alpha_1 + \alpha_0$。

根据同样的方法可以得到方差的估计:

$$V(p_1) = \frac{(c_1+\alpha_1)(c-c_1+\alpha-\alpha_1)}{(c+\alpha)^2(1+c+\alpha)} \tag{5-18}$$

2. 联合概率

联合概率 p_{ij} 的先验概率有四个不同的结果,在超参数 γ_{11},γ_{10},γ_{01},γ_{00} 下,假定 p_{11},p_{10},p_{01} 服从三维狄利克雷分布,那么 p_{11} 的先验分布为

$$P(p_{11}) = \frac{\Gamma(\gamma_{11}+\gamma_{10}+\gamma_{01}+\gamma_{00})}{\Gamma(\gamma_{11})\Gamma(\gamma_{10})\Gamma(\gamma_{01})\Gamma(\gamma_{00})} p_{11}^{\gamma_{11}-1} p_{11}^{\gamma_{11}-1} p_{11}^{\gamma_{11}-1}(1-p_{11}-p_{10}-p_{01})^{\gamma_{00}-1}$$

$$\tag{5-19}$$

狄利克雷的边缘分布亦是狄利克雷分布。将三维的狄利克雷分布降为一维,而一维的狄利克雷分布也是 Beta 分布。那么,在参数 c_{11},c_{10},c_{01},c_{00} 下的后验分布依旧是狄利克雷分布:

$$P(p_{11} \mid c_{11},c_{10},c_{01},c_{00}) = \mathrm{D_i}(p_{11} \mid c_{11}+\gamma_{11},c_{10}+\gamma_{10},c_{01}+\gamma_{01},c_{00}+\gamma_{00}) \tag{5-20}$$

期望可以在相关教材中查找到,即一维狄利克雷分布的期望如下式所示:

$$E(p_{11}) = \frac{c_{11}+\gamma_{11}}{c_{11}+\gamma_{11}+c_{10}+\gamma_{10}+c_{01}+\gamma_{01}+c_{00}+\gamma_{00}} = \frac{c_{11}+\gamma_{11}}{C+\gamma} \tag{5-21}$$

方差的公式如下所示:

$$V(P_{11}) = \frac{E(P_{11})(1-E(P_{11}))}{1+c_{11}+\gamma_{11}+c_{10}+\gamma_{10}+c_{01}+\gamma_{01}+c_{00}+\gamma_{00}}$$

$$= \frac{(c_{11}+\gamma_{11})(C+\gamma-c_{11}-\gamma_{11})}{(C+\gamma)^2(1+C+\gamma)} \tag{5-22}$$

3. 权重与信息成分

设变量 i 和 j 各自在互斥的两个事件中的数量为 α 和 β,根据式(5-11)、式

（5－12）、式（5－17）以及式（5－21），可以得到权重与信息成分的期望，具体如下所示：

$$E(W_{ij}) \approx \frac{E(P_{ij})}{E(P_i)E(P_j)} = \frac{C_{ij}+\gamma_{ij}}{C+\gamma} \cdot \frac{C+\alpha}{C_i+\alpha_i} \cdot \frac{C+\beta}{C_j+\beta_j} \quad (5-23)$$

$$E(I_{\text{IC-}ij}) \approx \log_2 E(W_{ij}) \approx \log_2 \frac{E(P_{ij})}{E(P_i)E(P_j)} \quad (5-24)$$

根据高斯估计，假设变量之间是相互独立的，则有：

$$V(I_{\text{IC-}ij}) \approx V(p_{ij})\left(\frac{1}{\hat{p}_{ij}}\right)^2 + V(p_i)\left(\frac{-1}{\hat{p}_i}\right)^2 + V(p_j)\left(\frac{-1}{\hat{p}_j}\right)^2 \quad (5-25)$$

接下来，使用对数度量可以得到 $I_{\text{IC-}ij}$ 方差的表达式，具体如下所示：

$$V(I_{\text{IC-}ij}) \approx \frac{\frac{C-c_{ij}+\gamma-\gamma_{ij}}{(c_{ij}+\gamma_{ij})(1+C+\gamma)} + \frac{C-c_i+\alpha-\alpha_i}{(c_i+\alpha_i)(1+C+\alpha)} + \frac{C-c_j+\beta-\beta_j}{(c_j+\beta_j)(1+C+\beta)}}{(\log 2)^2}$$

$$(5-26)$$

其中，$\gamma = \gamma_{ij}/(\hat{p}_i\hat{p}_j)$。这里假设了超参数的值均为 1，即 $\alpha_1=\alpha_0=1$，$\beta_1=\beta_0=1$，$\gamma_{ij}=1$，具体参数值分别为：$\gamma_{ij}=1$，$\alpha_i=1$，$\alpha=2$，$\beta_j=1$，$\beta=2$。

IC 算法的信号临界阈值为 $I_{\text{ICL-}ij}>0$，符号定义详见第 3 章表 3.4。其中，C_{ij} 代表药物不良事件组合报告的数量，C_{i+} 代表药物报告的数量，C_{+j} 代表不良事件报告的数量，C_{++} 代表总报告的数量。IC 算法的计算公式具体可见第 3 章中的式（3－20）、式（3－21）及式（3－22）。

5.3　其他信号监测算法以及阈值选择

经典的比例失衡分析方法（PRR、ROR、IC 以及 EBGM）已在第 3 章 3.3 节做了详细阐述，它们作为信号监测算法广泛应用于上市后的监督数据库进行信号监测研究。接下来，本节将对其他信号监测算法以及阈值选择进行概述。

5.3.1　MHRA 算法

在 PRR 算法的基础上，结合卡方检验（也称 chi-square 方法或者 yates correction）和药物不良事件组合的报告数量 C_{ij}，可以构成一个新的综合判断标准。英国药品和保健产品管理局（US Medicines and Healthcare Products Regulatory Agency，MHRA）利用此综合判断标准进行信号监测研究，因此也称为 MHRA 算法。

MHRA 算法的信号临界阈值为：$P_{\text{PRR}} \geqslant 2, c_{ij} \geqslant 3, \chi^2 \geqslant 4$，部分文献中也会统一称为 PRR 算法，区别仅在于阈值不同。当信号监测的结果满足临界判断标准时，表明初步信号存在。PRR 算法见第 3 章的式(3-13)，卡方检验的计算公式如下所示：

$$\chi^2 = \frac{\left(\left| C_{ij}(C_{++} - C_{i+} - C_{+j} + C_{ij}) - (C_{i+} - C_{ij})(C_{+j} - C_{ij}) \right| - \dfrac{C_{++}}{2} \right)^2 C_{++}}{C_{i+} \, C_{+j} (C_{++} - C_{i+})(C_{++} - C_{+j})}$$

$$(5-27)$$

5.3.2　LRT 算法

Huang 等人在 2011 年提出了似然比检验(likelihood ratio test, LRT)方法[70]。在对 FAERS 数据进行信号挖掘时，研究人员通常对以下两个问题感兴趣：①与特定药物相关的其他不良事件(AEs)相比，识别具有高报告率的 AEs；②与其他药物相比，确定具有高报告率的药物。为了检验问题 1 或问题 2 的假设，学者提出了似然比检验(LRT)方法，这种似然比检验的思想已经广泛用于监测高发病率和高死亡率的人群。在似然比检验方法中，将药物不良事件组合中的计数建模为泊松随机变量，并使用蒙特卡罗(Monte Carlo, MC)方法确定测试统计量的阈值。实验结果表明，测试统计量可控制 I 型错误率和错误发现率。Huang 等人还演示了 LRT 方法在大数据以及稀疏数据上的应用。此外，为了说明可能的混淆因素，例如年龄、性别和种族，他们在分析中还描述了协变量调整。

LRT 算法假设服从以下分布：$C_{ij} \sim \text{poisson}(C_{i+} \times p_{ij})$ 以及 $C_{ij}^- \sim \text{poisson}[(C_{++} - C_{i+}) \times p_{ij}^-]$。对于不良事件 j，零假设为 $H_0 : p_{ij} = p_{ij}^-, 1 \leqslant i \leqslant I$。对于药物 i 和不良事件 j，对数似然比(log-likelihood ratio, LLR)如下式所示：

$$L_{\text{LLR-}ij} = C_{ij} \log(C_{ij} / E_{ij}) + C_{ij}^- \log(C_{ij}^- / E_{ij}^-) \qquad (5-28)$$

其中，$E_{ij} = \dfrac{C_{+j}}{C_{++}} C_{i+}, C_{ij}^- = C_{+j} - C_{ij}, E_{ij}^- = \dfrac{C_{+j}}{C_{++}} \times (C_{++} - C_{i+})$。

最大对数似然比的公式如下所示：

$$L_{\text{MLR-}j} = \max_i (L_{\text{LLR-}ij}) \qquad (5-29)$$

对于不良事件 j，检验统计量采用 $L_{\text{LLR-}ij}$ 相对于 i(即药物)的最大值，使得 $L_{\text{MLR-}j} = \max_i(L_{\text{LLR-}ij})$。$L_{\text{MLR-}j}$ 的精确分布通过分析不能得出，为了获得 p 值，假设报告频率在零假设下服从多项式分布，即 $C_{ij} \sim MN(C_{+j}, \boldsymbol{P})$，其中 $\boldsymbol{P}$ 是具有 p_i 的 I 个元素的向量，$p_i = C_{i+} / C_{++}$。如果观察数据集的最大对数似然比的 P 值小于 0.05，则判定与 MLR 相关的药物不良事件关联具有信号。

5.3.3 阈值选择

数据挖掘算法作为传统药物警戒实践的补充,在信号自动监测对药物警戒资源的影响方面仍存在争议,主要体现在每种统计警告、不成比例报告信号的价值以及评估临床上不重要的不成比例信号所需的资源。此外,在信号监测统计上为阳性,但在临床上为阴性,如果使用诊断测试的术语,此类不成比例信号则被称为误报。根据临床测试范例,更严格的阈值可以减少误报的数量,进而提高测试的灵敏性。但是,增加灵敏性的权衡是特异性的降低,这样会潜在地缺少与临床相关的问题。

在制定评估不成比例信号临床有效性的方案时,Deshpande 等人进行了相关文献检索,以确定常用于药物不良事件研究的数据挖掘算法阈值[169]。在所识别的 100 多篇文献中,有 41 篇发表了数据挖掘的结果,并且清楚地确定了阈值。常用的数据挖掘算法有比例报告比法(PRR)、报告比值比法(ROR)、多项式伽马泊松分布缩减法(MGPS)和贝叶斯置信传播神经网络(BPCNN),每种算法使用的阈值均不同。对于 PRR,文献中报告的阈值有 1.0、1.5 和 2.0,其中一些作者还要求卡方检验统计值大于 4.0。对于频率法 PRR 和 ROR,需要最小药物不良事件关联计数。在贝叶斯法 MGPS 和 BCPNN 中,使用的度量存在变化;在度量范围内,阈值和最小案例数的使用也存在变化。MGPS 算法的度量包括经验贝叶斯几何平均值(EBGM)、EBGM90% 置信区间下限以及 $E_{EB}\log2$。在已发表的文献中,药物警戒以及数据挖掘的研究人员在定义重大警戒或不成比例信号方面存在较大的差异,频率法和贝叶斯法在不同药物警戒文献中用到的阈值具体如表 5.1 所示。在国内外药物不良事件信号数据挖掘监测研究中,常应用的临界阈值如表 3.6 所示,在没有特别说明时,本章信号监测算法的阈值均使用表 3.6 的定义。

Youden 指数(Youden index)也称为正确指数[170],它是反映试验真实性的方法,计算方法为灵敏性与特异性之和再减 1,具体如式(5 - 30)所示。Youden 指数最大值对应的点为信号监测算法决策阈值的最佳分界点,也即最优灵敏性和特异性。Youden 指数越大,表明实验效果越佳,真实性也越大。另外,Harpaz 等人提出使用最佳阈值 T,它由 Perkins 等人[171]提出的可广义加权 Youden 指数确定,具体如式(5 - 31)所示。

$$\text{Youden 指数} = S_{\text{sensitivity}} + S_{\text{specificity}} - 1 \qquad (5-30)$$

$$T = \max_t \left\{ S_{\text{sensitivity}}(t) + \frac{(1-\pi)}{c \cdot \pi} S_{\text{specificity}}(t) - 1 \right\} \qquad (5-31)$$

其中, t 是一个阈值, c 为假阴性与假阳性相比的成本比率, π 为金标准中阳性测试案例的比例。

表 5.1　在药物警戒文献中频率法和贝叶斯法常用的阈值

算法	阈值
PRR	$P_{\mathrm{PRR}} \geqslant 3, c_{ij} \geqslant 3, \chi^2 \geqslant 4$
	$P_{\mathrm{PRR}} \geqslant 2, c_{ij} \geqslant 3, \chi^2 > 4$
	$P_{\mathrm{PRR}} > 2, c_{ij} \geqslant 2, \chi^2 > 4$
	$P_{\mathrm{PRR}} > 2, \chi^2 > 4$
	$P_{\mathrm{PRR}} > 1.5, c_{ij} \geqslant 2, \chi^2 > 4$
	$P_{\mathrm{PRR}} > 1$
	$P_{\mathrm{PRR\_05}} > 1, c_{ij} \geqslant 2$
	$P_{\mathrm{PRR\_05}} > 1$
	$P_{\mathrm{PRR}} \geqslant 2, c_{ij} \geqslant 3, \chi^2 \geqslant 4 (\mathrm{MHRA})$
ROR	$R_{\mathrm{ROR}} > 1$
	$R_{\mathrm{ROR\_05}} > 2, c_{ij} \geqslant 2$
	$R_{\mathrm{ROR\_05}} > 1, c_{ij} \geqslant 2$
	$R_{\mathrm{ROR\_05}} > 1$
LRT	$P_{\mathrm{\_value}} > 0.05$
EBGM	$E_{\mathrm{EB\_05}} \geqslant 2$
	$E_{\mathrm{EB\_05}} > 2$
	$E_{\mathrm{EB}} \log 2 > 0$
	$E_{\mathrm{EBGM}} \geqslant 2$
	$E_{\mathrm{EBGM}} \geqslant 2$
IC	$I_{\mathrm{IC}} > 0$
	$I_{\mathrm{IC}} - 2 S_D > 0$

5.4　药物不良事件监测研究中混杂因素控制方法

药物不良事件监测研究主要侧重药物与不良事件之间的关联关系,忽略了可能存在的混杂因素,如年龄、性别、体重、疾病种类以及联合用药等会对监测的结果存在一定程度的影响,可能包含一些假阳性信号或假阴性信号,也可能由于混杂因素的影响掩盖了真实的信息。目前,广泛使用的控制混杂因素方法主要有分层法、逻辑回归方法以及倾向性评分方法等。

5.4.1 分层法

分层法属于标准的统计学方法,按照可能的混杂因素将数据分为若干层,在每一层分别分析药物与不良事件之间的关联关系,通过分析分层前后效应值的差异判断是否存在混杂因素[172]。分层法只能控制少数混杂因素,如果增加分层数目,每层的样本量就会减少,从而产生过度分层的问题,此时灵敏性降低,分层法的检验效能降低。

5.4.2 逻辑回归方法

当数据存在较多的混杂因素时,分层法并不适用,此时可以采用逻辑回归方法控制多个混杂因素的影响。回归是一种常用的统计方法。当变量数目非常多或者需要进行多重对比时,作为逻辑回归方法扩展的贝叶斯逻辑回归(BLR)方法则会更加有效[89]。然而,逻辑回归方法仅可以对每个不良事件进行定量分析并建立相应的回归模型,并不能对每个不良事件之间的关联进行分析,同时也仅可以对分析之前确定的可能混杂因素进行建模分析。

5.4.3 倾向性评分方法

倾向性评分方法(propensity score,PS)由 Rosenbaum 和 Rubin 在 1983 年提出,主要用于观察性研究或者非随机对照中控制数据中的混杂偏倚,PS 是一种均衡组间混杂因素的有效方法[173]。PS 的基本原理是通过一个倾向性评分值代表多个协变量的影响,与传统方法相比,倾向性评分方法有效降低了变量的维度。最后,通过分层、匹配、加权或者回归等方法将所有协变量的作用整合为一个综合分值。

倾向性评分的定义为:在可观察的协变量 $\hat{x}_i$ 条件下,研究对象 $i(i=1,2,\cdots,N)$ 接受某种处理(或暴露)因素 $Z_i=1$ 而非对照因素 $Z_i=0$ 的条件概率[173],具体的计算公式如下所示:

$$e(x_i) = P_r(Z_i = 1 \mid \hat{X}_i = \hat{x}_i) \tag{5-32}$$

式(5-32)还可以进一步写成:

$$P(Z_1 = z_1, \cdots, Z_N = z_N \mid \hat{X}_1 = \hat{x}_1, \cdots, \hat{X}_N = \hat{x}_N) = \prod_{i=1}^{N} e(\hat{x}_i)^{z_i} \{1 - e(\hat{x}_i)\}^{1-Z_i}$$

$$\tag{5-33}$$

其中,$e(\hat{x_i})$ 为倾向性评分值,它把所有协变量的作用整合为一个综合的分值,可以作为反映所有可观察性变量在组间作用程度的一个概率函数。

逻辑回归模型是最常用的估计倾向性评分值的方法,具有原理简单、易操作、易解释等优点,应用范围也最为广泛[174]。采用逻辑回归模型估计倾向性评分概率的模型如下所示:

$$\text{logit}(P_S) = \ln \frac{P_S}{1 - P_S} = \beta_0 + \beta_1 \hat{X_1} + \beta_2 \hat{X_2} + \cdots + \beta_N \hat{X_N} \quad (5-34)$$

$$P_S = \frac{\exp(\beta_0 + \beta_1 \hat{X_1} + \beta_2 \hat{X_2} + \cdots + \beta_N \hat{X_N})}{1 + \exp(\beta_0 + \beta_1 \hat{X_1} + \beta_2 \hat{X_2} + \cdots + \beta_N \hat{X_N})} \quad (5-35)$$

式中,$\hat{X_1}, \hat{X_2}, \cdots, \hat{X_N}$ 为协变量。

除了利用逻辑回归模型估计倾向性评分值,还可以利用贝叶斯倾向评分法,它结合了贝叶斯统计方法和倾向性评分方法各自的优势。此外,神经网络、支持向量机以及决策树等机器学习方法也可以估计倾向性评分值[175]。

5.4.4　基于逻辑回归 PS 调整的期望频率

本书利用倾向性评分方法控制混杂因素的影响,并通过逻辑回归模型估计倾向性评分值。首先,在不考虑混杂因素的影响时,假设药物和不良事件之间没有关联,C_{ij} 的期望频率 E_{ij}(又称为基准频率)的计算公式如下所示:

$$E_{ij} = \frac{C_{+j}}{C_{++}} C_{i+} \quad (5-36)$$

由于无法在 SRS 数据集中控制大量混杂因素的影响,因此我们利用基于逻辑回归 PS 调整的期望解决混杂因素的影响[81]。为了计算基于逻辑回归 PS 调整的期望,首先计算服用药物的概率(即倾向性评分值 P_S),具体如下所示:

$$\text{logit}[P(\text{Drug} = 1)] = \alpha_0 + \sum_{i=1}^{r} \alpha_i P_{\text{PC-}i} \quad (5-37)$$

其中,$P_{\text{PC-}i}$(principal component)为药物矩阵的主成分,r 为主成分的数量。

对于每个药物不良事件组合,在此拟合了另一个逻辑回归模型,具体如下所示:

$$\text{logit}[P(\text{ADE} = 1)] = \beta_0 + \beta_1 \times \text{Drug} + \beta_2 \times P_S \quad (5-38)$$

其中,响应变量为 ADE,协变量包括药物及其 P_S。

根据式(5-37)和式(5-38),对于 K 个报告,基于逻辑回归 PS 调整的期望频率 E 如下所示:

$$E = \sum_{k=1}^{k} \frac{\exp(\hat{\beta_0} + \hat{\beta_1} + \hat{\beta_2} P_{S-k})}{1 + \exp(\hat{\beta_0} + \hat{\beta_1} + \hat{\beta_2} P_{S-k})} \tag{5-39}$$

综上,对于自发呈报系统数据库,使用基于逻辑回归 PS 调整的期望频率 E 可以有效控制混杂因素的影响,从而更准确地监测药物不良事件信号。

5.5　基于预测网络模型的贝叶斯信号监测算法

5.5.1　信号监测算法推断

正如 5.2.1 节所阐述的,信息组分法(IC)作为贝叶斯置信传播神经网络(BCPNN)模型中测量比例失衡的度量,根据式(5-12)可以得到信息成分最具一般意义的定义,具体公式如下所示:

$$I_{\mathrm{IC}} = \log_2 \frac{P(A,D)}{P(A)P(D)} \tag{5-40}$$

式中,$P(D)$ 代表药物的先验概率,表示某药物出现在数据集报告中的概率;$P(A)$ 代表不良事件的先验概率,表示某不良事件出现在数据集报告中的概率;$P(A,D)$ 代表药物和不良事件的联合概率,表示某药物和某不良事件出现在数据集同一份报告中的概率。

本书第 4 章提出了基于逻辑回归的特征融合预测网络模型(FFPNM),与药理学网络模型(PNM)相比,特征融合预测网络模型具有更优秀的预测性能和鲁棒性。同时,4.4.4 节的实验结果也表明,在训练模型时,同时需要阳性数据和阴性数据。因为尽管小样本药物不良事件组合含有更多的阴性数据,但也包含了重要的阳性数据,即在训练数据时,应同时包括大小样本的药物不良事件组合。因此,特征融合预测网络具有控制混杂因素影响的能力。基于逻辑回归特征融合预测网络模型输出的药物不良事件关联的概率 $P(A_j | D_i)$ 作为控制混杂因素后的概率值,即某药物 D_i 产生某不良事件 A_j 的概率,具体计算公式如下所示:

$$\mathrm{logit}[P(A_j \mid D_i)] = \alpha_0 + \alpha_1 X_1 + \alpha_2 X_2 \tag{5-41}$$

其中,α_0、α_1、α_2 为回归系数,X_1、X_2 为特征融合预测网络模型的特征。

接下来,根据贝叶斯法则对 IC 算法进行变换,具体过程如下所示:

$$I_{\mathrm{IC}} = \log_2 \frac{P(A,D)}{P(A)P(D)} = \log_2 \frac{P(A \mid D)}{P(A)} \tag{5-42}$$

根据式(5-41)和式(5-42),我们提出了通过联合特征融合预测网络模型与贝叶斯法构建改进的信号监测算法,并定义为基于预测网络模型的贝叶斯监测算法(IC_{FFPNM}),具体计算公式如下所示:

$$I_{\text{IC-FFPNM}}(i,j) = \log_2 \frac{P(A_j, D_i)}{P(A_j)P(D_i)} = \log_2 \frac{P(A_j \mid D_i)}{P(A_j)} \qquad (5-43)$$

式中,$P(A_j \mid D_i) = \dfrac{\exp(\alpha_0 + \alpha_1 X_1 + \alpha_2 X_2)}{1 + \exp(\alpha_0 + \alpha_1 X_1 + \alpha_2 X_2)}$ 为基于逻辑回归特征融合预测网络模型输出的概率。

5.5.2　基于逻辑回归 PS 调整的概率

本节计算不良事件A_j在数据集中的概率。根据伯努利大数定律,当数据量包含足够多的独立同分布样本时,通过来自数据集的频率值 $P_r(A_j) = C_{+j}/C_{++}$ 可以得到不良事件A_j的概率,然而这个概率值并没有考虑混杂因素的影响。$P_r(A_j)$还可以写成如下形式:

$$P_r(A_j) = \frac{\exp(\beta_1)}{1 + \exp(\beta_1)} \qquad (5-44)$$

其中,$\beta_1 = \ln \dfrac{C_{+j}/C_{++}}{1 - C_{+j}/C_{++}}$。

基于 5.4.4 节的分析,我们提出并定义了基于逻辑回归 PS 调整的不良事件在数据集中的概率 $P(A_j)$,对于 K 个报告,$P(A_j)$的计算公式如下所示:

$$P(A_j) = \sum_{k=1}^{k} \frac{\exp(\widetilde{\beta_0} + \widetilde{\beta_1} + \widetilde{\beta_2} P_{S-k})}{1 + \exp(\widetilde{\beta_0} + \widetilde{\beta_1} + \widetilde{\beta_2} P_{S-k})} \qquad (5-45)$$

IC_{FFPNM}算法的信号临界阈值为置信区间下限大于等于 2,即根据式(5-43)和式(5-45),临界阈值的计算公式如下所示:

$$I_{\text{IC-FFPNM\_05}} = \log_2 \frac{P(A_j \mid D_i)}{P(A_j)} \cdot \exp\left(-\frac{2}{\sqrt{C_{ij} + 1}}\right) \qquad (5-46)$$

基于预测网络模型的贝叶斯信号监测算法(IC_{FFPNM})的结构如图 5.1 所示。首先,通过基于逻辑回归特征融合预测网络模型得到药物不良事件组合的概率;其次,根据贝叶斯法则对 IC 算法进行变换,然后将基于逻辑回归特征融合预测网络模型输出的概率作为贝叶斯变换后 IC 算法的先验概率;最后,通过对数据集的数据挖掘以及控制混杂因素影响得到不良事件的概率值 $P(A_j)$,进而构建了改进的信号监测算法 IC_{FFPNM}。

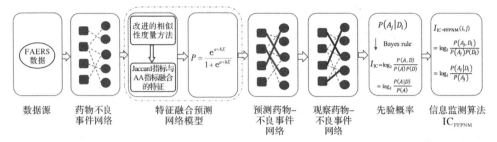

| 数据源 | 药物不良
事件网络 | 特征融合预测
网络模型 | 预测药物—
不良事件
网络 | 观察药物—
不良事件
网络 | 先验概率 | 信息监测算法
IC_{FFPNM} |

图 5.1　基于预测网络模型的贝叶斯信号监测算法结构图

5.6　实验与分析

5.6.1　实验数据

从公共安全出发,人们期望尽早且准确地监测出已存在但未监测到的药物不良事件信号。因此,本章选择 FAERS 数据库中 2004 年前 120 天数据作为训练数据,并通过 2004 年 120 天后至 2009 年 FAERS 数据评估信号监测算法的性能。同时,为了进一步全面评估信号监测算法的性能,本章还选择 2014 年至 2019 年第二季度 FAERS 数据作为实验数据,其中,2014 年 FAERS 数据用于训练模型,2015 年至 2019 年第二季度数据用于评估信号监测算法的性能。

首先,将 2004 年前 120 天的数据作为训练数据,即 1177 种药物和 97 种不良事件构成的 10307 个药物不良事件关联。根据已知关联形成的网络可以构建特征融合预测网络模型,进而计算出未知药物不良事件关联的概率。接下来,将 2004 年 120 天以后至 2009 年的数据作为验证数据,其中包含 22359 个药物不良事件关联。除了通过基于逻辑回归特征融合预测网络模型计算出药物不良事件关联的概率,同时还统计出此时间段数据库中每种药物的数量 C_{i+}、特别关注的不良事件数量 C_{+j}、药物不良事件关联的数量 C_{ij} 以及总报告数 C_{++}。此外,对于 2014 年至 2019 年第二季度 FAERS 数据,处理方法与 2004 年至 2009 年 FAERS 数据相同,在此不做过多阐述。

美国观测性医疗结果合作项目(OMOP)制定了黄金标准数据集,旨在支持药物警戒研究[176]。OMOP 数据集包含了由 181 种药物和 4 种不良事件(不良事件分别为 acute myocardial infarction、acute renal failure、acute liver injury 以及 gastrointestinal bleeding,应用时需要统一至 PT 级)组成的 398 个药物不良事件组合,其中阳性对照组 164 个,阴性对照组 234 个。除了 OMOP 数据集,本书还选择了 SIDER 数据集,并利用 Wu 等人提出的药物名称映射工具对 SIDER 数据库与 FAERS 数据库中的药物名称进行统一[177]。

综上,本章实验数据分为两组:①在第一组实验数据中,验证数据来自 SIDER 数据库,其中 SIDER 数据库与 2004 年 120 天以后至 2009 年 FAERS 数据的交集包含了 1148 个药物不良事件组合,去掉特征为 INF 或 NA 的组合后,有效的验证数据共有 253 个(这些组合不在 2004 年前 120 天 FAERS 数据中)。此外,SIDER 数据库与 2015 年至 2019 年第二季度 FAERS 数据的交集包含了 655 个药物不良事件组合,去掉特征为 INF 或 NA 的组合后,有效的验证数据共有 615 个(这些组合不在 2014 年 FAERS 数据中)。②在第二组实验数据中,验证数据来自 OMOP 数据集,其中 OMOP 数据集与 2004 年 120 天以后至 2009 年 FAERS 数据的交集包含了 158 个药物不良事件组合(80 个阳性对照组以及 78 个阴性对照组,这些组合不在 2004 年前 120 天 FAERS 数据中)。与此同时,OMOP 数据集与 2015 年至 2019 年第二季度 FAERS 数据的交集包含了 63 个药物不良事件组合(27 个阳性对照组以及 36 个阴性对照组,这些组合不在 2014 年 FAERS 数据中)。最后,通过 AUC 值以及 Youden 指数评估不同信号监测算法的性能。

5.6.2　基于预测网络模型的贝叶斯信号监测算法性能评估

本小节根据 2004 年 120 天以后至 2009 年 FAERS 数据,通过 SIDER 数据和 OMOP 数据分别对基于预测网络模型的贝叶斯信号监测算法(IC_{FFPNM})以及基于 Beta 分布的 IC 算法的性能进行评估与分析。

当 SIDER 作为验证集时,通过与 2004 年 120 天以后至 2009 年 FAERS 数据交集中的 253 个药物不良事件组合评估 IC_{FFPNM} 和 IC 的性能。图 5.2 呈现了 IC_{FFPNM} 和 IC 的性能,其中,IC_{FFPNM} 的 AUC 值为 0.7219,IC 的 AUC 值为 0.6737。实验结果表明,与基于 Beta 分布的 IC 算法相比,基于预测网络模型的贝叶斯信号监测算法(IC_{FFPNM})的性能更好,AUC 值提高了约 0.05,这意味着误差降低了 15% 左右。

当 OMOP 作为验证集时,通过与 2004 年 120 天以后至 2009 年 FAERS 数据交集中的 158 个药物不良事件组合评估 IC_{FFPNM} 和 IC 的性能。图 5.3 呈现了 IC_{FFPNM} 和 IC 的性能,其中,IC_{FFPNM} 的 AUC 值为 0.6386,IC 的 AUC 值为 0.6154。实验结果表明,与基于 Beta 分布的 IC 算法相比,基于预测网络模型的贝叶斯信号监测算法（IC$_{FFPNM}$）的 AUC 值提高了约 0.02，这意味着误差降低了 6％左右。以上实验结果表明，与 IC 算法相比，IC$_{FFPNM}$算法具有更好的监测性能，可以有效降低误差。

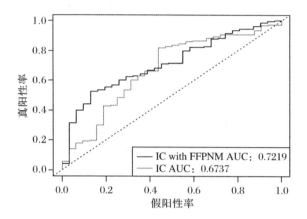

图 5.2　SIDER 数据作为验证集时 IC 和 IC$_{FFPNM}$性能比较

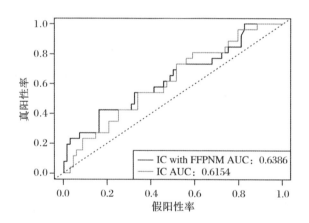

图 5.3　OMOP 数据作为验证集时 IC 和 IC$_{FFPNM}$性能比较

5.6.3　与贝叶斯法 EBGM 的比较

本节评估 EBGM、IC 以及 IC$_{FFPNM}$等三种贝叶斯方法的监测性能，实验数据选择 2004 年 120 天以后至 2009 年 FAERS 数据。首先，当 SIDER 数据作为验证集时，EBGM 的 AUC 值为 0.6619，此时 IC 和 IC$_{FFPNM}$的 AUC 值分别为 0.6737 和 0.7219，EBGM 的性能低于 IC 和 IC$_{FFPNM}$，具体如图 5.4 所示。接下来，当 OMOP

数据作为验证集时,EBGM 的 AUC 值为 0.6024,而此时 IC 和 IC_{FFPNM} 的 AUC 值分别为 0.6154 和 0.6386,EBGM 的性能依然低于 IC 和 IC_{FFPNM},具体如图 5.5 所示。以上两组实验结果表明,在三种贝叶斯方法中,IC_{FFPNM} 的性能最高,IC 次之,EBGM 最低。

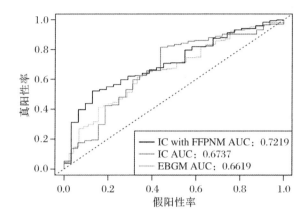

图 5.4　SIDER 作为验证集时 IC_{FFPNM}、IC 以及 EBGM 性能比较

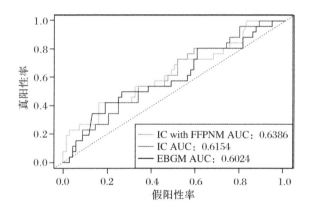

图 5.5　OMOP 作为验证集时 IC_{FFPNM}、IC 以及 EBGM 性能比较

5.6.4　与频率法 PRR 及 ROR 的比较

本节评估 PRR、ROR 以及 IC_{FFPNM} 的监测性能,实验数据选择 2004 年 120 天以后至 2009 年 FAERS 数据。首先,当 SIDER 数据作为验证集时,通过与 2004 年 120 天以后至 2009 年 FAERS 数据的交集,频率法 ROR 和 PRR 的 AUC 值分别为 0.6518 和 0.6422,此时 IC_{FFPNM} 的 AUC 值为 0.7219,具体如图 5.6 所示。接

下来,当 OMOP 数据作为验证集时,通过与 2004 年 120 天以后至 2009 年 FAERS 数据的交集,频率法 ROR 和 PRR 的监测结果分别为 AUC＝0.5741 和 AUC＝0.573,它们的 ROC 曲线几乎完全重合,此时 IC_{FFPNM} 的 AUC 值为 0.6386,具体如图 5.7 所示。以上两组实验结果表明,与频率法 PRR 和 ROR 相比,贝叶斯方法 IC_{FFPNM} 具有更好的监测性能,可以有效降低误差。

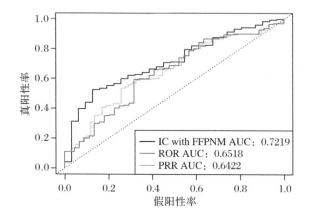

图 5.6　SIDER 作为验证集时 IC_{FFPNM}、ROR 以及 PRR 性能比较

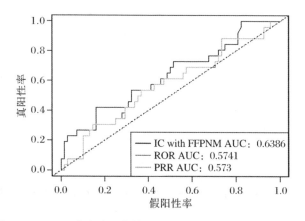

图 5.7　OMOP 作为验证集时 IC_{FFPNM}、ROR 以及 PRR 性能比较

5.6.5　不同信号监测算法的性能再评估

为了更加全面地评估信号监测算法的性能,本节在前续章节的基础上,通过 Youden 指数、AUC 值以及 2015 年至 2019 年第二季度 FAERS 数据对不同信号监测算法的性能进行再评估。

依据 AUC 值、最优灵敏性和特异性以及最大 Youden 指数等性能指标,表5.2汇总了第一组实验数据下 IC_{FFPNM}、IC、EBGM、ROR 以及 PRR 的实验结果。对于 Youden 指数,首先计算 ROC 曲线上每个点的灵敏性和特异性,Youden 指数最大值对应的点为信号监测算法决策阈值的最佳分界点(即最优灵敏性以及最优特异性)。从表 5.2 可以发现,当 SIDER 数据作为验证集时,IC_{FFPNM}具有最高 AUC 值以及 Youden 指数,IC 具有第二高的 AUC 值以及 Youden 指数;EBGM 的性能低于 IC 和 IC_{FFPNM}、高于频率法 ROR 和 PRR;频率法的性能最低,其中 ROR 略优于 PRR。当 OMOP 数据作为验证集时,IC_{FFPNM}具有最高 AUC 值和 Youden 指数,IC 具有第二高的 AUC 值以及第三高的 Youden 指数;EBGM 具有第二高的 Youden 指数,但 AUC 值低于 IC 和 IC_{FFPNM}、高于频率法 ROR 和 PRR;频率法的性能依然最低,其中 ROR 略高于 PRR。

表 5.2　不同信号监测算法的性能结果 I

数据集	算法	AUC 值	Youden 灵敏性	Youden 特异性	Youden 指数
SIDER 数据集	IC_{FFPNM}	**0.7219**	0.5258	0.8709	**0.3968**
	IC	0.6737	0.8169	0.5625	0.3794
	EBGM	0.6619	0.6297	0.6667	0.2964
	ROR	0.6518	0.5352	0.7414	0.2766
	PRR	0.6422	0.5963	0.6818	0.2781
OMOP 数据集	IC_{FFPNM}	**0.6386**	0.4231	0.8382	**0.2613**
	IC	0.6154	0.8077	0.4118	0.2195
	EBGM	0.6024	0.5012	0.7353	0.2365
	ROR	0.5741	0.5385	0.6324	0.1709
	PRR	0.5730	0.5385	0.6324	0.1709

为了进一步评估 IC_{FFPNM} 以及其他信号监测算法(IC、EBGM、ROR 以及 PRR)的性能和鲁棒性,选择 2014 年至 2019 年第二季度 FAERS 数据作为实验数据,其中,2014 年作为训练数据,2015 年至 2019 年第二季度作为验证数据。相关实验结果汇总于表 5.3、图 5.8 以及图 5.9。

从表 5.3 可以发现,当 SIDER 数据作为验证集时,IC_{FFPNM} 具有最高的 AUC 值以及 Youden 指数,分别为 0.8077 和 0.4879;IC 具有第二高的 AUC 值以及 Youden 指数;而 EBGM 的 AUC 值和 Youden 指数低于 IC 和 IC_{FFPNM},但高于频率法 ROR 和 PRR;频率法的性能最低,其中 ROR 略优于 PRR。然而,在 2015 年至 2019 年第二季度 FAERS 数据中,OMOP 数据集作为验证数据仅包含了 63 个药物不良事件组合,其多数在训练集中。此外,通过表 5.2 可以发现,由于在 2004 年 120 天以后至 2009 年 FAERS 数据中只有 253 个 SIDER 数据以及 158 个 OMOP 数据作为验证数据,每个信号监测算法的 AUC 值均不高,故在此不再通过 OMOP 数据评估信号监测算法的性能。

表 5.3　不同信号监测算法的性能结果Ⅱ

数据集	算法	AUC 值	Youden 灵敏性	Youden 特异性	Youden 指数
SIDER 数据集	IC_{FFPNM}	**0.8077**	0.5479	0.94	**0.4879**
	IC	0.7343	0.8537	0.5826	0.4363
	EBGM	0.7231	0.6407	0.7652	0.4059
	ROR	0.6828	0.6561	0.6667	0.3228
	PRR	0.6721	0.6381	0.6667	0.3048

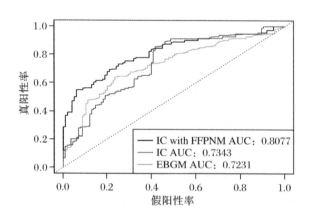

图 5.8　SIDER 作为验证集时 IC_{FFPNM}、IC 以及 EBGM 性能比较

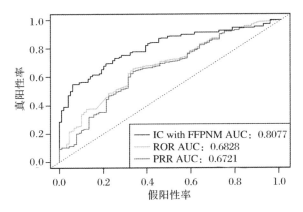

图 5.9　SIDER 作为验证集时 IC_{FFPNM}、ROR 以及 PRR 性能比较

图 5.8 呈现了贝叶斯方法 IC_{FFPNM}、IC 以及 EBGM 性能曲线,验证数据为 SIDER 数据与 2015 年至 2019 年第二季度 FAERS 数据的交集。其中,IC_{FFPNM} 的 AUC 值为 0.8077,IC 和 EBGM 的 AUC 值分别为 0.7343 和 0.7231。图 5.9 呈现了相同验证集下 IC_{FFPNM}、ROR 以及 PRR 的性能曲线,其中,ROR 和 PRR 的 AUC 值分别为 0.6828 和 0.6721。以上实验结果表明,与 IC 算法相比,IC_{FFPNM} 的 AUC 值提高了约 0.07,这也意味着误差降低了 28% 左右;IC_{FFPNM} 在 2015 年至 2019 年第二季度 FAERS 数据中依然具有更好的监测性能,可以有效降低误差,同时也表明 IC_{FFPNM} 算法具有良好的鲁棒性。

此外,最近提出的 3CMM 方法是在 EBGM 算法的基础上,考虑了 SRS 数据库的自然属性,并将实验数据类型分为 3 组(即 RR=0,1,or>1),该方法的核心算法还是多项式伽马泊松分布缩减法,3CMM 性能略优于 EBGM,但低于 IC,更低于 IC_{FFPNM}。

在其他相关研究中[78,81-82],同样也是依据 FAERS 数据库,当 398 个 OMOP 数据作为验证集时,Harpaz 等人的研究结果为相关信号监测算法(EBGM、PRR 以及 ROR)的 AUC 值为 0.71~0.75;Zhang 等人的研究结果为相关信号监测算法(EBGM、IC、PRR 以及 ROR 等)的 AUC 值在 0.75 左右;Pham 等人的研究结果为相关信号监测算法(EBGM、IC、PRR 以及 ROR 等)的 AUC 值为 0.65~0.7。因此,本节以及前续章节的实验结果可以验证基于预测网络模型的贝叶斯信号监测算法 IC_{FFPNM} 的有效性,即 IC_{FFPNM} 具有更好的监测性能,可以有效降低误差。

5.6.6　不同信号监测算法高位信号的验证

本小节通过 SIDER 数据库验证不同信号监测算法（IC_{FFPNM}、IC、EBGM、ROR 以及 PRR）的 TOP50 信号，进而评估不同算法监测出的高风险信号之间的差异与互补性。实验数据分别为 2004 年 120 天以后至 2009 年 FAERS 数据以及 2015 年至 2019 年第二季度 FAERS 数据。

表 5.4 汇总了通过 SIDER 数据库验证的贝叶斯方法 TOP50 信号，实验数据为 2004 年 120 天以后至 2009 年 FAERS 数据。首先，频率法 PRR 和 ROR 的 TOP50 信号并不能通过 SIDER 数据库得到验证。接下来，对于贝叶斯方法（具体如表 5.4 所示），在 EBGM 的 TOP50 信号中，有 13 个信号可以通过 SIDER 数据库验证；在 IC 的 TOP50 信号中，有 9 个信号可以通过 SIDER 数据库验证；在 IC_{FFPNM} 的 TOP50 信号中，有 10 个信号可以通过 SIDER 数据库验证。其中，在 EBGM 的 13 个信号与 IC 的 9 个信号中，相同的药物不良事件信号有 4 个；而 IC_{FFPNM} 的 10 个信号与 EBGM 以及 IC 均不相同。

表 5.5 汇总了通过 SIDER 数据库验证的贝叶斯方法 TOP50 信号，实验数据为 2015 年至 2019 年第二季度 FAERS 数据。对于频率法，在 PRR 的 TOP50 信号中，有 1 个信号可以通过 SIDER 数据库得到验证；在 ROR 的 TOP50 信号中，有 1 个信号可以通过 SIDER 数据库得到验证，以上两个信号相同，均为西立伐他汀-肌红蛋白尿。对于贝叶斯方法（具体如表 5.5 所示），在 EBGM 的 TOP50 信号中，有 12 个信号可以通过 SIDER 数据库验证；在 IC 的 TOP50 信号中，有 9 个信号可以通过 SIDER 数据库验证；在 IC_{FFPNM} 的 TOP50 信号中，有 7 个信号可以通过 SIDER 数据库验证。其中，在 EBGM 的 12 个信号与 IC 的 9 个信号中，相同的药物不良事件信号有 7 个；在 IC_{FFPNM} 的 7 个信号与 EBGM 的 12 个信号中，相同的药物不良事件信号有 3 个，在 IC_{FFPNM} 的 7 个信号与 IC 的 9 个信号中，有 2 个相同的药物不良事件信号。

表 5.4　2004 年 120 天以后至 2009 年 FAERS 数据中通过 SIDER 验证的贝叶斯方法 TOP50 信号

EBGM	IC	IC_{FFPNM}
伊班膦酸-肌痛	**泰利霉素-黄疸**	奥美拉唑-肝坏死
对乙酰氨基酚-急性肝功能衰竭	**泰利霉素-肝功能检查异常**	拉米夫定-肌病
对乙酰氨基酚-肝损伤	伐地那非-视神经缺血	帕罗西汀-肌炎
泰利霉素-黄疸	硼替佐米-周围运动神经病	氯氮平-肝硬化
伊班膦酸-肌肉痉挛	**泰利霉素-肝功能衰竭**	西酞普兰-肝坏死
泰利霉素-肝功能检查异常	硼替佐米-多发性神经病	利托那韦-肌炎
泰利霉素-肝功能衰竭	硼替佐米-周围感觉神经病	氟西汀-肌炎
伊曲康唑-肝功能异常	乙胺丁醇-淋巴结病	阿奇霉素-肝坏死
罗匹尼罗-肌肉痉挛	**伊曲康唑-肝功能异常**	伊马替尼-肌病
阿那曲唑-肌痛	—	文拉法辛-肌病
他克莫司-肝功能检查异常	—	—
奥美沙坦-横纹肌溶解症	—	—
地高辛-谵妄	—	—

注:加粗部分为不同贝叶斯方法监测出的相同药物不良事件信号。

表 5.5　2015 年至 2019 年第二季度 FAERS 数据中通过 SIDER 验证的贝叶斯方法 TOP50 信号

EBGM	IC	IC_{FFPNM}
泊沙康唑-肝衰竭	**泊沙康唑-肝衰竭**	**辛伐他汀-肝坏死**
乙硫酰胺-神经病周围	**乙硫酰胺-周围神经病**	**环丙沙星-黄疸胆汁淤积**
环丙沙星-黄疸性胆汁淤积	**罗红霉素-黄疸**	他克莫司-肉芽肿性肝病
戈瑟瑞林-肝功能异常	**环丙沙星-黄疸胆汁淤积**	奥沙利铂-自主神经病变
异环磷酰胺-多发性神经病	**异环磷酰胺-多发性神经病**	芬太尼-肝肾综合征
西拉普利-肌肉痉挛	克拉屈滨-肝衰竭	双氯芬酸-肝坏死
格列齐特-肝衰竭	**戈瑟瑞林-肝功能异常**	**泊沙康唑-肝衰竭**
托泊替康-神经病周围	**西拉普利-肌肉痉挛**	—
罗红霉素-黄疸	氧氟沙星-多发性神经病	—
提奥提帕-谵妄	—	—
辛伐他汀-肝坏死	—	—
异环磷酰胺-横纹肌溶解症	—	—

注:加粗部分为不同贝叶斯方法监测出的相同药物不良事件信号。

通过表 5.4 和表 5.5 可以发现,针对不同信号监测算法产生的高风险信号,通过 SIDER 数据库验证出的信号却不尽相同。对比实验结果表明,IC_{FFPNM} 的高位信号可以与其他信号监测算法的高位信号相互补充,不同信号监测算法产生的 TOP 信号相互补充具有重大意义,它们对药理学研究具有十分重要的价值。研究结果还表明,相较于单独使用一种信号监测算法,结合不同信号监测算法进行定量监测研究可以获得更高的准确性。

5.6.7 不同信号监测算法间的相关性分析

本小节分析不同信号监测算法(PRR、ROR、EBGM、IC、IC_{FFPNM} 以及 LRT)的相关性。表 5.6 汇总了相关性分析结果,其中,PRR 和 ROR 之间的 Spearman 相关系数为 0.9999,它们与 IC 的相关系数分别为 0.8489 和 0.8491;IC 与 PRR、ROR、EBGM 的相关系数均达到了 0.8 以上;EBGM 与 IC、IC_{FFPNM} 的相关系数分别为 0.8146、0.7300;而 IC_{FFPNM} 与频率法的相关系数均较小,与 EBGM 和 IC 的相关系数分别为 0.7300 和 0.5938;对于 LRT,它与频率法 PRR、ROR 的相关系数分别为 0.6849、0.6850,与其他三种贝叶斯信号监测算法,即 EBGM、IC 以及 IC_{FFPNM} 的相关系数分别为 0.4373、0.5822 以及 0.2669。

表 5.6　不同信号监测算法的 Spearman 相关系数

算法	PRR	ROR	EBGM	IC	IC_{FFPNM}	LRT
PRR	1	0.9999	0.4972	0.8489	0.2545	0.6849
ROR	**0.9999**	1	0.4975	0.8491	0.2549	0.6850
EBGM	0.4972	0.4975	1	0.8146	0.7300	0.4373
IC	**0.8489**	**0.8491**	**0.8146**	1	0.5938	0.5822
IC_{FFPNM}	0.2545	0.2549	**0.7300**	0.5938	1	0.2669
LRT	0.6849	0.6850	0.4373	0.5822	0.2669	1

上述实验结果表明,相较于频率法 PRR、ROR 以及 LRT,IC_{FFPNM} 与贝叶斯方法 EBGM 以及 IC 的相关性略高(相关系数为 0.7300 和 0.5938)。然而,正如 5.6.5 节以及 5.6.6 节实验结果所呈现的,IC_{FFPNM} 与 EBGM、IC 具有不同的模式,且 IC_{FFPNM} 通过 SIDER 数据库验证的 TOP 信号与 EBGM 和 IC 的 TOP 信号不相同或极少相同。因此,IC_{FFPNM} 作为一种信号监测算法,不仅具有更好的监测性能,可以有效降低误差,还能够与其他信号监测算法相互补充。

5.6.8　不同阈值下信号数量的比较

本小节根据不同信号监测算法(PRR、MHRA、ROR、LRT、IC、EBGM以及IC_{FFPNM})的不同临界阈值,对2004年120天以后至2009年验证数据中的22359个药物不良事件组合进行信号监测。为了可以在相同验证数据下对不同监测方法进行比较,去掉特征值为INF或者NA的组合,最后得到了8752个待监测的药物不良事件信号。在待监测的信号中,报告频率为1、2、3的药物不良事件组合数量分别为2739、1495、909,共占58.76%;报告频率为4、5、6、7、8、9的药物不良事件组合数量分别为645、493、365、309、271、186,共占25.92%。报告频率为10以下(不含10)的药物不良事件组合共占84.68%。表5.7汇总了不同监测算法在不同阈值下信号的数量。

表 5.7　不同监测算法在不同阈值下信号数量列表

算法	阈值	信号数量/个	数量占比
PRR	$P_{PRR}\geqslant3,c_{ij}\geqslant3,\chi^2\geqslant4$	1798	20.54%
	$P_{PRR}\geqslant2,c_{ij}\geqslant3,\chi^2>4$	2129	24.33%
	$P_{PRR}>2,c_{ij}\geqslant2,\chi^2>4$	2129	24.33%
	$P_{PRR}>2,\chi^2>4$	2609	29.81%
	$P_{PRR}>1.5,c_{ij}\geqslant2,\chi^2>4$	2223	25.39%
	$P_{PRR}>1$	6475	73.98%
	$P_{PRR\_05}>1,c_{ij}\geqslant2$	2844	32.49%
	$P_{PRR\_05}>1$	3262	37.27%
	$P_{PRR}\geqslant2,c_{ij}\geqslant3,\chi^2\geqslant4(MHRA)$	2129	34.32%
ROR	$R_{ROR}>1$	6476	73.99%
	$R_{ROR\_05}>2,c_{ij}>2$	1351	15.44%
	$R_{ROR\_05}>1,c_{ij}\geqslant2$	2844	32.49%
	$R_{ROR\_05}>1$	3262	37.27%
LRT	$P_{\_value}>0.05$	2820	32.22%
EBGM	$E_{EB\_05}\geqslant2,c_{ij}>0$	525	5.99%
	$E_{EB\_05}\geqslant2,c_{ij}>0$	525	5.99%
	$E_{EB}log2>0,c_{ij}>0$	1146	13.09%
	$E_{EBGM}\geqslant2,c_{ij}>0$	1146	13.09%
	$E_{EBGM}>2,c_{ij}>0$	1146	13.09%

算法	阈值	信号数量/个	数量占比
IC	$I_{IC} > 0$	6470	73.93%
	$I_{IC} - 2S_D > 0$	634	7.24%
IC_{FFPNM}	$I_{IC\text{-}FFPNM\_05} > 2$	608	6.95%

由表 5.7 可以发现,EBGM 对于信号的监测最为保守(监测出的信号数量最少),IC_{FFPNM} 与 IC 次之,而 ROR 提供了最多的信号。ROR 和 PRR 在相同阈值情况下(均为 95% 置信区间下限大于 1)信号数量基本相同,且随着阈值条件的增加,信号数量呈下降趋势。通过信号数量及分析表明,在不同阈值下,相同信号监测算法具有不同的监测能力,而不同的信号监测算法各自具有不同的模式,监测能力也不同。

5.6.9　药物不良事件信号再监测

上市后监督数据库的报告数量随着时间不断增加,监测出的信号也越来越多。在实际工作中,并不是对监测出的全部信号都做下一步的仔细评估,初始信号往往会依据信号监测强度值的高低选择前 100～500 位信号进行评估。因此,对信号强度排序在前的信号再监测是至关重要的[76]。

在 2004 年 120 天以后至 2009 年 FAERS 数据中,包含了 8752 个待监测的药物不良事件组合,IC_{FFPNM} 可以监测出 608 个信号。接下来,分别利用其他信号监测算法(PRR、ROR、IC、EBGM 以及 LRT)对 IC_{FFPNM} 监测出的前 100、200、300、400、500 位信号进行再监测。表 5.8 呈现了不同信号监测算法再监测 IC_{FFPNM} 高位信号的数量。从表中可以发现,频率法 PRR、ROR 和 LRT 可以监测出 IC_{FFPNM} 中的大多数高位信号,而 IC_{FFPNM} 高位信号与 IC 以及 EBGM 信号的交集数量较少。

表 5.8　其他算法监测 IC_{FFPNM} 高位信号的数量列表 I

算法	IC_{FFPNM}				
	前 100 位	前 200 位	前 300 位	前 400 位	前 500 位
PRR	94	174	242	311	373
ROR	94	174	242	311	373
EBGM	80	144	202	257	301
IC	67	117	157	188	209
LRT	92	167	229	296	357

在 2015 年至 2019 年第二季度 FAERS 数据中,包含了 24300 个待监测的药物不良事件组合,去掉特征值为 INF 或者 NA 的组合,得到 11645 个待监测组合,其中,IC_{FFPNM} 可以监测出 1110 个信号。接下来,分别使用不同信号监测算法对 IC_{FFPNM} 监测出的前 100、200、300、400、500 位信号进行再监测。表 5.9 呈现了其他算法再监测 IC_{FFPNM} 高位信号的数量。从表中可以发现,频率法 PRR、ROR 和 LRT 可以监测出 IC_{FFPNM} 中的大多数高位信号,而 IC_{FFPNM} 高位信号依然与 IC 以及 EBGM 信号的交集数量较少。

表 5.9　其他算法监测 IC_{FFPNM} 高位信号的数量列表 II

算法	IC_{FFPNM}				
	前 100 位	前 200 位	前 300 位	前 400 位	前 500 位
PRR	97	188	273	344	418
ROR	97	188	273	344	418
EBGM	82	127	160	181	203
IC	83	132	184	217	247
LRT	96	187	267	339	414

接下来,我们使用 IC_{FFPNM} 算法对经典的五种信号监测算法(PRR、ROR、LRT、IC、以及 EBGM)的 Top 10 信号进行再监测。根据 2004 年 120 天以后至 2009 年 FAERS 数据,IC_{FFPNM} 可以监测出 EBGM 的 Top10 信号;在 LRT 的 Top10 信号中,IC_{FFPNM} 可以监测出 9 个信号;在 IC 的 Top10 信号中,IC_{FFPNM} 可以监测出 4 个信号;而 PRR、ROR 的 Top10 信号不能被 IC_{FFPNM} 监测出来。由于 PRR 和 ROR 之间的相关系数为 0.9999,它们的 Top10 信号以及强度排序完全相同;IC 与 PRR、ROR、EBGM 的相关系数均达到了 0.8 以上,但监测到的信号以及强度不一致;IC_{FFPNM} 与其他监测方法的 Top10 信号也不一致。表 5.10 和表 5.11 汇总了 2004 年 120 天以后至 2009 年 FAERS 数据中频率法和贝叶斯法的 Top10 信号。

表 5.10　频率法监测的 Top10 药物不良事件信号

排序	PRR	ROR	LRT
1	双氢麦角碱-缺血性神经病变	双氢麦角碱-缺血性神经病变	喹硫平-糖尿病性神经病
2	腺嘌呤-脾肿大	腺嘌呤-脾肿大	利培酮-糖尿病性神经病

排序	PRR	ROR	LRT
3	夫西地酸-周围感觉运动神经病变	夫西地酸-周围感觉运动神经病变	奥氮平-糖尿病性神经病
4	卡莫司汀-细胞代谢异常	卡莫司汀-细胞代谢异常	齐拉西酮-糖尿病性神经病
5	夫西地酸-肌红蛋白尿症	夫西地酸-肌红蛋白尿症	格列吡嗪-糖尿病性神经病
6	氨茶碱-中毒性神经病	氨茶碱-中毒性神经病	赖诺普利-糖尿病性神经病
7	氧氟沙星-角膜沉积	氧氟沙星-角膜沉积	氟哌啶醇-糖尿病性神经病
8	格隆溴铵-胆囊切除术后综合征	格隆溴铵-胆囊切除术后综合征	氯硝西泮-糖尿病性神经病
9	阿达帕林-肉芽肿性肝病	阿达帕林-肉芽肿性肝病	阿立哌唑-糖尿病性神经病
10	氟甲龙-角膜沉积	氟甲龙-角膜沉积	安非他酮-糖尿病性神经病

根据 2015 年至 2019 年第二季度 FAERS 数据，IC_{FFPNM} 可以监测出 IC 的 Top10 信号；在 EBGM 的 Top10 信号中，IC_{FFPNM} 可以监测出 8 个信号；在 LRT 的 Top10 信号中，IC_{FFPNM} 可以监测出 8 个信号；而在 PRR、ROR 的 Top10 信号（完全相同）中，IC_{FFPNM} 可以监测出 2 个信号（完全相同）。以上两组实验结果再次表明，IC_{FFPNM} 与其他信号监测算法具有不同的模式，其作为一种信号监测算法，不仅具有更好的监测性能，也可以与其他信号监测算法相互补充。

表 5.11　贝叶斯方法监测的 Top10 药物不良事件信号

排序	EBGM	IC	IC_{FFPNM}
1	喹硫平-糖尿病性神经病	喹硫平-糖尿病性神经病	泼尼松龙-角膜沉积
2	利培酮-糖尿病性神经病	氧氟沙星-角膜沉积	对乙酰氨基酚-自主神经病变
3	赖诺普利-糖尿病性神经病	齐拉西酮-糖尿病性神经病	赖诺普利-糖尿病神经病变
4	奥氮平-糖尿病性神经病	替莫洛尔-角膜沉积	布洛芬-肝活检异常
5	氯硝西泮-糖尿病性神经病	氯丙嗪-糖尿病性神经病	阿托伐他汀-肝肾综合征

续表

排序	EBGM	IC	IC$_{FFPNM}$
6	氟西汀-糖尿病性神经病	硫辉石-糖尿病性神经病	阿司匹林-胆囊性黄疸
7	格列吡嗪-糖尿病性神经病	利培酮-糖尿病性神经病	泼尼松龙-多发性单神经病
8	美托洛尔-糖尿病性神经病	奥氮平-糖尿病性神经病	英夫利昔单抗-多发性单神经病
9	安非他酮-糖尿病性神经病	三氟拉嗪-糖尿病性神经病	美托洛尔-糖尿病神经病变
10	格列本脲-糖尿病性神经病	苯并阿托品-糖尿病性神经病	阿托伐他汀-自主神经病变

综上所述,在进行药物不良事件信号监测研究时,选择何种信号监测算法取决于假阳性与假阴性在实际情况中哪种危害更高。一方面,假阴性造成具有因果关系的信号无法被监测到,使具有安全隐患的药物仍然正常使用,危害了用药人群的安全;另一方面,假阳性信号会导致大量资源的浪费,评估人员耗费了大量的人力和物力去验证实际上并不存在的信号,但却忽视了对真正有价值信号的关注与检验。基于以上章节的实验与分析,不同的信号监测算法具有不同的模式,IC$_{FFPNM}$不仅具有更好的监测性能,而且可以与其他信号监测算法相互补充。因此,结合不同信号监测算法对历史数据进行定量监测是获得更高准确性的有效方式,从而克服单一算法假阳性和假阴性的问题。此外,在 FAERS 数据库中,许多药物不良事件组合的计数频率都很小,这些小样本严重违反了 PRR 和 ROR 方法的正常假设,因此我们期望揭示贝叶斯法能够优于频率法,而我们的实验结果与这个期望是一致的,我们的结果也与 Harpaz 等人[78]以及 Pham 等人[82]的研究是一致的。受限于数据来源,本书通过 SIDER 数据库和 OMOP 数据集来评估信号监测算法的性能,算法的性能取决于参考数据集(数据库)中药物不良事件关联的特征。同时,我们使用的 FAERS 数据库,其中绝大部分数据是从美国收集的,使用不同的参考数据集或数据库可能会产生不同的结果。在未来后续的研究中,可以尝试通过多种数据源来评估算法。

5.7　本章小结

本章提出了一种基于预测网络模型的贝叶斯信号监测算法(IC_{FFPNM}),该算法联合特征融合预测网络模型与 IC 算法各自的优势,首先根据贝叶斯法则对 IC 算法进行变换,接下来将基于逻辑回归特征融合预测网络模型输出的概率作为贝叶斯变换后 IC 算法的先验概率,并通过基于逻辑回归的倾向性评分方法控制混杂因素的影响。在实验中,我们依据 SIDER 和 OMOP 两类参考数据集评估了基于预测网络模型的贝叶斯信号监测算法 IC_{FFPNM} 的性能,并与经典的信号监测算法(IC、EBGM、ROR、PRR 以及 LRT)进行比较。对比实验表明:IC_{FFPNM} 具有更好的监测性能,可以有效降低误差,显著提高了监测的准确性,且与经典的信号监测算法的相关性较低。此外,IC_{FFPNM} 也可以与其他信号监测算法相互补充,相较于单独使用一种信号监测算法,结合不同信号监测算法进行监测研究是获取更高准确性的有效方式。

>> 第 6 章

结　论

6.1　研　究　结　论

药物不良事件的发生对公共健康构成了严重的威胁,尽早且准确地辨识药物不良事件至关重要。随着信息技术的飞速发展,系统药理学、数据挖掘、机器学习以及统计学等智能计算方法在生物信息学领域得到了广泛的应用。计算策略作为一种高效且低成本的方法,在药物不良事件预测以及监测研究中具有十分重要的作用。随着数据的不断更新,计算策略可以持续对信号进行预测以及监测,为从事医药工作的专业人员提供更具有针对性的辅助工具,从而尽早确定药物不良事件。本书从计算策略角度出发,利用多种数据源对药物不良事件预测以及监测存在的问题进行探索研究,获得了优越的预测性能以及有效的监测方法。本书的主要工作和研究成果如下:

(1)针对药理学网络模型未考虑药物不良事件关联在数据集中的频率和样本量的问题,提出了比例失衡分析方法与药理学网络模型相结合的药物不良事件预测方法。药理学网络模型利用已知的药物不良事件关联建立二分网络,在网络的基础上定义了三类特征,并通过训练逻辑回归模型预测未知的、新的药物不良事件。PNM 方法把观察到的药物不良事件关联均视为真阳性信号,没有考虑药物不良事件关联在数据集中的频率以及有效样本量。然而,比例失衡分析方法作为数据挖掘算法之一,旨在辨识重要的药物不良事件关联。DPA 不仅可以估计关联的有效样本量,且其标准差(标准误)由药物不良事件关联的频率所驱动,通过其置信区间下限还可以对药物不良事件关联进行信号强度排序。因此,本书结合了药理学网络模型与比例失衡分析方法的优势,提出了基于比例失衡分析方法指导药理学网络模型(DPA-PNM)的药物不良事件预测方法。根据不同比例失衡分析方法具有不同的模式,分析了四种比例失衡分析方法(PRR、ROR、IC 以及 EBGM)与药理学网络模型结合的性能,提出了 IC-PNM 的药物不良事件预测方法。IC-PNM 方法不仅包含了药理学以及网络拓扑结构的相关特征,同时还过滤掉了小样本药物不良事件组合。研究结果表明,由于小样本药物不良事件组合不仅含有更多的阴性数据,同时也包含了重要的阳性数据,故 IC-PNM 在选择训练数据时应同时包含大小样本药物不良事件组合。在评估模型的预测性能时,包含小样本药物不良事件关联则严重影响模型的预测性能;当过滤掉 ICL 小于 0 的药物不良事件关联时,IC-PNM 的预测结果提升至 AUC=0.908。IC-PNM 具有更优越的预测性能,解决了未考虑药物不良事件关联在数据集中的频率和样本量的问题,可以有效预测新药的不良事件,提升了基于网络模型的系统药理学方法的预测性能。

（2）针对表型特征以及分类器在药物不良事件预测研究中的重要性，从减小冗余信息和提取高效特征的角度出发，详细研究复杂网络拓扑结构的链路预测方法以及机器学习方法，提出了基于特征融合预测网络模型（FFPNM）的药物不良事件预测方法。本书将网络拓扑结构相似性度量方法引入特征定义中，通过对相似性度量的改进，提取并定义了高效的特征 JADF 和 JAAF。它们融合了 Jaccard 指标和 AA 指标各自的优势，不仅包含了复杂网络的拓扑结构相似性，还结合了共同邻域节点度的贡献，从而充分反映了药物不良事件网络的本质属性。同时，通过网络分析方法与机器学习方法的结合，评估了不同机器学习算法作为分类器的 FFPNM 的性能。实验结果表明：随机森林作为集成学习方法获得了准确率为0.945的最高预测结果，支持向量机的预测结果次之，逻辑回归模型的预测结果最低。研究还表明：通过比例失衡分析方法与特征融合预测网络模型的结合（DPA-FFPNM），再次验证了药物不良事件关联的频率以及样本量在预测真正药物不良事件关联中可以起到重要的作用。此外，逻辑回归模型作为分类器的 FFPNM 不仅能够实现优秀的分类，还可以输出药物不良事件关联的概率，从而将有助于贝叶斯方法的药物不良事件监测研究。FFPNM不仅降低了数据的维度，提升了运算速度，具有简洁、高效的优势，同时还兼具鲁棒性，可以有效预测已上市药物的不良事件，提升了药物不良事件预测的准确性和稳定性。

（3）药物不良事件监测研究的重点是发现现有药物与不良事件之间已存在但未监测到的药物不良事件信号，监测研究完全依赖于对自发呈报系统等数据源中的历史数据应用统计方法、数据挖掘方法以及准实验设置等，进而提取出信号。信息组分法（IC）作为贝叶斯置信传播神经网模型（BCPNN）中测量比例失衡的度量，其假设参数服从 Beta 分布来估计先验概率，并假设超参数值全部为 1。然而，特征融合预测网络模型通过逻辑回归不仅能够实现优秀的分类，还可以输出药物不良事件关联的概率，其区别于自发呈报系统中的频率估计值。因此，本书联合特征融合预测网络模型与 IC 算法，提出了基于预测网络模型的贝叶斯信号监测算法（IC$_{FFPNM}$）。IC$_{FFPNM}$根据贝叶斯法则对 IC 算法进行变换，将 FFPNM 输出的条件概率作为贝叶斯变换后 IC 算法的先验概率，并通过基于逻辑回归的倾向性评分方法控制混杂因素的影响。实验结果表明：IC$_{FFPNM}$算法结合了特征融合预测网络模型与 IC 算法各自的优势，与经典的信号监测算法相比，IC$_{FFPNM}$具有更好的监测性能，可以有效降低误差，且与经典的信号监测算法相关性不高。此外，IC$_{FFPNM}$也可以与其他信号监测算法相互补充，相较于单独使用一种信号监测算法，结合不同信号监测算法进行监测研究可以获得更高的准确性。

6.2　创新性研究成果

本书取得的创新性研究成果如下：

(1)本书提出了比例失衡分析方法指导药理学网络模型的药物不良事件预测方法。通过分析不同比例失衡分析方法(PRR、ROR、IC 以及 EBGM)与药理学网络模型结合的性能，提出了 IC-PNM 的药物不良事件预测方法，解决了未考虑药物不良事件关联在数据集中的频率和样本量的问题，可以有效预测新药的不良事件，提升了基于网络模型的系统药理学方法的预测性能。

(2)本书提出了特征融合预测网络模型。将复杂网络拓扑结构的链路预测方法引入药物不良事件网络，对相似性度量进行改进，提取并定义了高效的特征。通过联合网络分析方法与机器学习方法，提升了药物不良事件预测的准确性和稳定性。特征融合预测网络模型具有简洁、高效以及稳定的优势，可以有效预测已上市药物的不良事件，同时还有助于药物不良事件监测研究。

(3)本书提出了基于预测网络模型的贝叶斯信号监测算法。IC_{FFPNM} 的先验概率来自特征融合预测网络模型输出的概率，并通过逻辑回归的倾向性评分方法控制混杂因素的影响。IC_{FFPNM} 具有更好的监测性能，可以有效地降低误差。此外，IC_{FFPNM} 也可以与其他信号监测算法相互补充，结合不同信号监测算法进行监测研究可以获得更高的准确性。

6.3　研究展望

本书针对数据挖掘与网络模型的药物不良事件预测以及监测进行研究分析，取得了一定的研究成果，可以为后续数据驱动的药物不良事件预测以及监测研究奠定一些理论基础，并提供一些参考价值。然而，对于本书涉及的研究范围，所做工作仍然是有限的，结合本书的研究内容，笔者认为还可以从以下几个方面展开进一步研究：

(1)对于药物不良事件预测网络模型，本书以及一些相关文献使用的均为无权无向的二分网络，后续研究可以对其进行扩展，通过多种数据源，开发一种方法对药物不良事件关联进行评分，并使用加权网络指标建立预测模型。

(2)大数据下的精准医疗与个性化医疗。在我国近些年的药品不良反应监测年度报告中,14 岁以下儿童、65 岁以上老人的药品不良反应/事件报告的比例呈不断上升的趋势,因此可以针对老人、儿童这两类特殊人群,尝试展开精准预测/监测研究工作。

(3)联合用药产生的药物相互作用是药物不良事件发生的另一个主要原因,以本书研究成果为基础,依托上市后的监督数据库也可以进一步预测/监测因联合用药导致的药物不良事件。

参考文献

[1]BOURGEOIS F T,SHANNON M W,VALIM C,et al. Adverse drug events in the outpatient setting:An 11-year national analysis[J]. Pharmacoepidemiology and Drug Safety,2010,19(9):901－910.

[2]BAILEY C, PEDDIE D, WICKHAM M E, et al. Adverse drug event reporting systems:A systematic review[J]. British Journal of Clinical Pharmacology,2016,82 (1):17－29.

[3]POUDEL D R,ACHARYA P,GHIMIRE S,et al. Burden of hospitalizations related to adverse drug events in the USA:A retrospective analysis from large inpatient database[J]. Pharmacoepidemiology Drug Safety,2017,26(6):635－641.

[4]GIACOMINI K M,KRAUSS R M,RODEN D M,et al. When good drugs go bad [J]. Nature,2007,446(7139):975－977.

[5]ERNST F R,GRIZZLE A J. Drug-related morbidity and mortality:Updating the cost-of-illness model[J]. Journal of the American Pharmaceutical Association,2001, 41(2):192－199.

[6]WU T Y,JEN M H,BOTTLE A,et al. Ten-year trends in hospital admissions for adverse drug reactions in England 1999—2009[J]. JRSM,2010,103(6):239－250.

[7]HUTCHINS S, TORPHY T, MULLER C. Open partnering of integrated drug discovery:Continuing evolution of the pharmaceutical model[J]. Drug Discovery Today,2011,16(7－8):281－283.

[8]DIMASI J A,GRABOWSKI H G,HANSEN R W. Innovation in the pharmaceutical industry:New estimates of R&D costs[J]. Journal of Health Economics,2016,47 (5):20－33.

[9]RIDINGS J E. The thalidomide disaster,lessons from the past[J]. Methods in Molecular Biology,2013(9):575－586.

[10]国家药品监督管理局[EB/OL].[2023 - 04 - 05]. http://www. nmpa. gov. cn/WS04/CL2172/.

[11]于跃.基于大数据挖掘的药品不良反应知识整合与利用研究[D].长春:吉林大学,2016.

[12]DOWNING N S,SHAH N D,AMINAWUNG J A,et al. Postmarket safety events among novel therapeutics approved by the US food and drug administration between 2001 and 2010[J]. JAMA,2017,317:1854 - 1863.

[13]BASILE A O,YAHI A,TATONETTI N P. Artificial intelligence for drug toxicity and safety[J]. Trends in Pharmacological Sciences,2019,40(9):624 - 639.

[14]GRAHAM D J,CAMPEN D,HUI R,et al. Risk of acute myocardial infarction and sudden cardiac death in patients treated with cyclo-oxygenase 2 selective and non-selective non-steroidal anti-inflammatory drugs: Nested case-control study[J]. Lancet,2005,365(9458):475 - 481.

[15]SIMPSON S E. Self-controlled methods for postmarketing drug safety surveillance in large-scale longitudinal data[D]. New York:Columbia University,2011.

[16]LEPENDU P,IYER S V,FAIRON C,et al. Annotation analysis for testing drug safety signals using unstructured clinical notes [J]. Journal of Biomedical Semantics,2012,3(1suppl):S5.

[17] BROWNSTEIN J S, SORDO M, KOHANE I S, et al. The tell-tale heart: Population-based surveillance reveals an association of rofecoxib and celecoxib with myocardial infarction[J]. Plos One,2007,2(9):e840.

[18]BROWN J S,KULLDORFF M,CHAN K A,et al. Early detection of adverse drug events within population-based health networks:Application of sequential testing methods[J]. Pharmacoepidemiology and Drug Safety,2007,16(12):1275 - 1284.

[19]PINNOW E,AMR S,BENTZEN S M,et al. Postmarket safety outcomes for new molecular entity (NME) drugs approved by the food and drug administration between 2002 and 2014[J]. Clinical Pharmacology & Therapeutics,2018,104(2):390 - 400.

[20]DAVAZDAHEMAMI B,DELEN D. A chronological pharmacovigilance network analytics approach for predicting adverse drug events[J]. Journal of the American Medical Informatics Association,2018,25(10):1311 - 1321.

[21]HO T B,LE L,THAI D T,et al.Data-driven approach to detect and predict adverse drug reactions[J].Current Pharmaceutical Design,2016,22(23):3498 − 3526.

[22]TRAME M N,BILIOURIS K,LESKO L J,et al.Systems pharmacology to predict drug safety in drug development[J].European Journal of Pharmaceutical Sciences,2016,94(SI):93 − 95.

[23]BAI J P,ABERNETHY D R.Systems pharmacology to predict drug toxicity:Integration across levels of biological organization[J].Annual Review of Pharmacology Toxicology,2013,53(1):451 − 473.

[24]ATIAS N,SHARAN R.An algorithmic framework for predicting side effects of drugs[J].Journal of Computational Molecular Biology,2011,18(3):207 − 218.

[25]CAMI A,ARNOLD A,MANZI S,et al.Predicting adverse drug events using pharmacological network models[J].Science Translational Medicine,2011,3(114):114 − 127.

[26]HUANG L C,WU X,CHEN J Y.Predicting adverse side effects of drugs[J].BMC Genomics,2011,12:S11.

[27]LIU M,WU Y,CHEN Y,et al.Large-scale prediction of adverse drug reactions using chemical,biological,and phenotypic properties of drugs[J].Journal of the American Medical Informatics Association,2012,19(e1):e28 − e35.

[28]TATONETTI N P,PATRICK P Y,DANESHJOU R,et al.Data-driven prediction of drug effects and interactions[J].Science Translational Medicine,2012,4(125):125 − 131.

[29]CHENG F,LI W,WANG X,et al.Adverse drug events:Database construction and in silico prediction[J].Journal of Chemical Information and Modeling,2013,53(4):744 − 752.

[30]CHENG F,LI W,WU Z,et al.Prediction of polypharmacological profiles of drugs by the integration of chemical,side effect,and therapeutic space[J].Journal of Chemical Information and Modeling,2013,53(4):753 − 762.

[31]DURAN-FRIGOLA M,ALOY P.Analysis of chemical and biological features yields mechanistic insights into drug side effects[J].Chemistry & Biology,2013,20(4):594 − 603.

[32]LIN J,KUANG Q,LI Y,et al.Prediction of adverse drug reactions by a

network based external link prediction method[J]. Analytical Methods, 2013,5(21):6120 - 6127.

[33]LA M K, ALEXANDER S, DENIS F, et al. Predicting adverse drug effects from literature-and database-mined assertions[J]. Drug Safety,2018,41(11):1059 - 1072.

[34]TIMILSINA M, TANDAN M, MATHIEU D, et al. Discovering links between side effects and drugs using a diffusion based method[J]. Scientific Reports,2019,9(1): 10436.

[35]JAMAL S, ALI W, NAGPAL P, et al. Computational models for the prediction of adverse cardiovascular drug reactions[J]. Journal of Translational Medicine,2019, 17(1):171.

[36]HOPKINS A L. Network pharmacology:The next paradigm in drug discovery[J]. Nature Chemical Biology,2008,4(11):682 - 690.

[37]AZUAJE F. Drug interaction networks:An introduction to translational and clinical applications[J]. Cardiovascular Research,2013,97(4):631 - 641.

[38]SULAIMANY S, KHANSARI M, NEJAD A M. Link prediction potentials for biological networks[J]. International Journal of Data Mining and Bioinformatics, 2018,20(2):61 - 184.

[39]LIU C, MA Y F, ZHAO J, et al. Computational network biology:Data,models,and applications[J]. Physics Reports,2020,846:1 - 66.

[40] CONTE F, FISCON G, LICURSI V, et al. A paradigm shift in medicine:A comprehensive review of network-based approaches[J]. Biochimica et Biophysica Acta-Gene Regulatory Mechanisms,2020,1862(6):SI.

[41]TOOR R, CHANA I. Network analysis as a computational technique and its benefaction for predictive analysis of healthcare data:A systematic review [J]. Archives of Computational Methods in Engineering,2020.

[42]KOVÁCS I A, LUCK K, SPIROHN K, et al. Network-based prediction of protein interactions[J]. Nature Communications,2019,10:1240.

[43] WANG W, LV W, ZHAO Y, et al. DLS:A link prediction method based on network structure for predicting drug-protein interactions [J]. Frontiers in Bioengineering and Biotechnology,2020,8:330.

[44]FU G, DING Y, SEAL A, et al. Predicting drug target interactions using meta-

path-based semantic network analysis[J]. BMC Bioinformatics,2016,17(1):160.

[45]WU Z,CHENG F,LI J,et al. SDTNBI:An integrated network and chemoinformatics tool for systematic prediction of drug-target interactions and drug repositioning[J]. Briefings in Bioinformatics,2016,18(2):333 – 347.

[46] LU Y, GUO Y, KORHONEN A. Link prediction in drug-target interactions network using similarity indices[J]. BMC Bioinformatics,2017,18(1):9.

[47]LUO Y,LIU Q,WU W,et al. Predicting drug side effects based on link prediction in bipartite network[C]//International Conference on Biomedical Engineering & Informatics,2015.

[48]ZHANG W,CHEN Y,LIU F,et al. Predicting potential drug-drug interactions by integrating chemical, biological, phenotypic and network data [J]. BMC Bioinformatics,2017,18(1):18.

[49]LIN L, YANG T, FANG L, et al. Gene gravity-like algorithm for disease gene prediction based on phenotype-specific network[J]. BMC Systems Biology,2017 (11):121.

[50]CHEN X,ZHOU Z,ZHAO Y. ELLPMDA:Ensemble learning and link prediction for miRNA-disease association prediction[J]. RNA Biology,2018,15(6):807 – 818.

[51]ZHANG W, YUE X, HUANG F, et al. Predicting drug-disease associations and their therapeutic function based on the drug-disease association bipartite network [J]. Methods,2018,145:51 – 59.

[52]KAYA B, POYRAZ M. Finding relations between diseases by age-series based supervised link prediction[C]//IEEE/ACM International Conference on Advances in Social Networks Analysis and Mining,2015:1097 – 1103.

[53]MENCHE J, SHARMA A, KITSAK M, et al. Uncovering disease-disease relationships through the incomplete interactome [J]. Science, 2015, 347 (6224):1257601.

[54]BARZEL B,ALBERT-LÁSZLÓ B. Network link prediction by global silencing of indirect correlations[J]. Nature Biotechnology,2013,31(8):720 – 725.

[55]BALL R, BOTSIS T. Can network analysis improve pattern recognition among adverse events following immunization reported to VAERS [J]. Clinical Pharmacology & Therapeutics,2011,90(2):271 – 278.

[56]BOTSIS T, BALL R. Network analysis of possible anaphylaxis cases reported to the US vaccine adverse event reporting system after H1N1 influenza vaccine[J]. Studies in Health Technology & Informatics,2011,169:564 - 568.

[57]ZHANG Y, TAO C, HE Y, et al. Network-based analysis of vaccine-related associations reveals consistent knowledge with the vaccine ontology[J]. Journal of Biomedical Semantics,2013,4(1):33 - 38.

[58]KIM M G,JEONG C R,KIM H,et al. Network analysis of drug-related problems in hospitalized patients with hematologic malignancies [J]. Supportive Care in Cancer,2018,26(8):2737 - 2742.

[59]杨帆. 基于机器学习方法的药物不良反应预测及分析[D]. 济南:山东大学,2017.

[60]LI F,LIU W,YU H. Extraction of information related to adverse drug events from electronic health record notes:Design of an end-to-end model based on deep learning[J]. JMIR medical informatics,2018,6(4):32 - 45.

[61]DEY S,LUO H,FOKOUE A,et al. Predicting adverse drug reactions through interpretable deep learning framework [J]. BMC Bioinformatics, 2018, 19 (S21):476.

[62]REBANE J,KARLSSON I,PAPAPETROU P. An investigation of interpretable deep learning for adverse drug event prediction[C]. IEEE International Symposium on Computer-Based Medical Systems(CBMS),2019:337 - 342.

[63]WANG C,LIN P,CHENG C,et al. Detecting potential adverse drug reactions using a deep neural network model[J]. Journal of medical internet research,2019, 21(2):e11016.

[64]LEE C Y, CHEN Y P. Machine learning on adverse drug reactions for pharmacovigilance[J]. Drug Discovery Today,2019,24(7):1332 - 1343.

[65]WILSON A M, THABANE L, HOLBROOK A. Application of data mining techniques in pharmacovigilance [J]. British Journal of Clinical Pharmacology, 2004,57(2):127 - 134.

[66] HARPAZ R, DUMOUCHEL W, SHAH N H, et al. Novel data-mining methodologies for adverse drug event discovery and analysis [J]. Clinical Pharmacology & Therapeutics,2012,91(6):1010 - 1021.

[67]WISNIEWSKI A F Z, BATE A, BOUSQUET C, et al. Good signal detection

practices:Evidence from IMI PROTECT[J]. Drug Safety,2016,39:469 – 490.

[68]EVANS S J W,WALLER P C,DAVIS S. Use of proportional reporting ratios (PRRs)for signal generation from spontaneous adverse drug reaction reports[J]. Pharmacoepidemiology and Drug Safety,2001,10(6):483 – 486.

[69]VAN PUIJENBROEK E P,BATE A,LEUFKENS H G,et al. A comparison of measures of disproportionality for signal detection in spontaneous reporting systems for adverse drug reactions[J]. Pharmacoepidemiology and Drug Safety, 2002,11(1):3 – 10.

[70]HUANG L,ZALKIKAR J,TIWARI R C. A Likelihood ratio test based method for signal detection with application to FDA's drug safety data[J]. Publications of the American Statistical Association,2011,106(496):1230 – 1241.

[71]BATE A,LINDQUIST M,EDWARDS I R,et al. A Bayesian neural network method for adverse drug reaction signal generation[J]. European Journal of Clinical Pharmacology,1998,54(4):315 – 321.

[72]NORÉN G,BATE A,ORRE R,et al. Extending the methods used to screen the WHO drug safety database towards analysis of complex associations and improved accuracy for rare events[J]. Statistics in Medicine,2006,25(21):3740 – 3757.

[73] DUMOUCHEL W. Bayesian data mining in large frequency tables,with an application to the FDA Spontaneous Reporting System[J]. American Statistician, 1999,53(3):177 – 190.

[74]AHMED I,HARAMBURU F,FOURRIER A,et al. Bayesian pharmacovigilance signal detection methods revisited in a multiple comparison setting[J]. Statistics in Medicine,2009,28(13):1774 – 1792.

[75]BATE A,PARIENTE A,HAUBEN M,et al. Quantitative signal detection and analysis in pharmacovigilance[M]//MOORE N. Mann's pharmacovigilance. New York:Wiley-Blackwell,2014.

[76]李婵娟. 药品不良反应信号检测方法理论及应用研究[D]. 西安:第四军医大学,2008.

[77]HOU Y,YE X,WU G,et al. A comparison of disproportionality analysis methods in national adverse drug reaction databases of China[J]. Expert Opinion on Drug Safety,2014,13(7):853 – 857.

[78]HARPAZ R,DUMOUCHEL W,LEPENDU P,et al. Performance of pharmacovigilance signal detection algorithms for the FDA adverse event reporting system[J]. Clinical Pharmacology & Therapeutics,2013,93(6):539 – 546.

[79]TOSHIYUKI S,AKIKO T,KAORI K,et al. Data mining of the public version of the FDA adverse event reporting system[J]. International Journal of Medical Sciences,2013,10(7):796 – 803.

[80]XIAO C,LI Y,BAYTAS I M,et al. An MCEM framework for drug safety signal detection and combination from heterogeneous real world evidence[J]. Scientific Reports,2018,8(1):1806.

[81]ZHANG P,LI M,CHIANG C W,et al. Three-component mixture model-based adverse drug event signal detection for the adverse event reporting system[J]. CPT-Pharmacometrics & System Pharmacology,2018,7(8):499 – 506.

[82]PHAM M,CHENG F,RAMACHANDRAN K. A comparison study of algorithms to detect drug-adverse event associations:Frequentist, bayesian, and machine-learning approaches[J]. Drug Safety,2019,42(6):743 – 750.

[83]DING Y,MARKATOU M,BALL R. An evaluation of statistical approaches to postmarketing surveillance[J]. Statsitics in Medicine,2020,39(7):845 – 874.

[84]HARPAZ R,DUMOUCHEL W,SCHUEMIE M,et al. Toward multimodal signal detection of adverse drug reactions[J]. Journal of Biomedical Informatics,2017,76:41 – 49.

[85]LI Y,YEPES A J,XIAO C. Combining social media and FDA adverse event reporting system to detect adverse drug reactions[J]. Drug Safety,2020,43(9):893 – 903.

[86]JEWELL N P. Statistics for epidemiology[M]. Boca Raton:CRC Press,2004.

[87]DUMOUCHEL W,FRAM D,YANG X,et al. Antipsychotics,glycemic disorders, and life-threatening diabetic events:A bayesian data-mining analysis of the FDA adverse event reporting system(1968—2004)[J]. Annals of Clinical Psychiatry, 2008,20(1):21 – 31.

[88]BERLIN C,BLANCH C,LEWIS D J,et al. Are all quantitative postmarketing signal detection methods equal? Performance characteristics of logistic regression and Multi-item Gamma Poisson Shrinker[J]. Pharmacoepidemiology Drug Safety, 2012,21(6):622-630.

[89]GENKIN A,LEWIS D D,MADIGAN D. Large-scale bayesian logistic regression for text categorization[J]. Technometrics,2007,49(3):291 - 304.

[90]CASTER O, NOREN G N, MADIGAN D, et al. Large-scale regression-based pattern discovery:The example of screening the WHO global drug safety database [J]. Statistical Analysis and Data Mining,2010,3(4):197 - 208.

[91]CASTER O, NORÉN, G N, MADIGAN D, et al. Logistic regression in signal detection:Another piece added to the puzzle [J]. Clinical Pharmacology & Therapeutics,2013,94(3):312 - 312.

[92]AGRAWAL R,IMIELINSKI T,SWAMI A. Mining association rules between sets of items in large databases[J]. ACM SIGMOD Record,1993,22(2):207 - 216.

[93]ROUANE-HACENE M,TOUSSAINT Y,VALTCHEV P. Mining safety signals in spontaneous reports database using concept analysis[C]// Conference on Artificial Intelligence in Medicine in Europe. Springer,Berlin,Heidelberg,2009.

[94]HARPAZ R,CHASE H S,FRIEDMAN C. Mining multi-item drug adverse effect associations in spontaneous reporting systems[J]. BMC Bioinformatics,2010,11 (24):1 - 8.

[95]MCCORMICK T H,RUDIN C,MADIGAN D. Bayesian hierarchical rule modeling for predicting medical conditions[J]. Annals of Applied Statistics,2012,6(2):652 - 668.

[96]叶小飞.基于自发呈报系统与循证医学的药品不良反应信号挖掘[D].上海:第二军医大学,2011.

[97]VOUGAS K,SAKELAROPOULOS T,KOTSINAS A,et al. Machine learning and data mining frameworks for predicting drug response in cancer:An overview and a novel in silico screening process based on association rule mining[J]. Pharmacology & Therapeutics,2019,203:107395.

[98]NISHTALA P,CHYOU T Y. Identifying drug combinations associated with acute kidney injury using association rules method[J]. Pharmacoepidemiology and Drug Safety,2020,29(4):467 - 473.

[99]HARPAZ R,PEREZ H,CHASE H S,et al. Biclustering of adverse drug events in the FDA's spontaneous reporting system[J]. Clinical Pharmacology & Therapeutics, 2011,89(2):243 - 250.

［100］ZHU T,ZHANG Y,YE X,et al. Application of biclustering algorithm in adverse drug reaction monitoring system of China［J］. Pharmacoepidemiology and Drug Safety,2018,27(11):1257 - 1264.

［101］DUPUCH M, GRABAR N. Semantic distance-based creation of clusters of pharmacovigilance terms and their evaluation［J］. Journal of Biomedical Informatics,2015,54:174 - 185.

［102］YOGITA ,SANGMA J W,ANAL S R N,et al. Clustering-based hybrid approach for identifying quantitative multidimensional associations between patient attributes, drugs and adverse drug reactions ［J］. Interdisciplinary Sciences Computational Life Sciences,2020,12(3):237 - 251.

［103］AGBABIAKA T B, SAVOVO J, ERNST E, et al. Methods for causality assessment of adverse drug reactions［J］. Drug Safety,2008,31(1):21 - 37.

［104］WHO. The importance of pharmacovigilance:Safety monitoring of medicinal products［Z］. World Health Organization:Geneva,2002.

［105］ICH-E2A. Guideline for industry:Clinical safety data management:Definitions and standards for expedited reporting［R］. ICH,1995.

［106］KARIMI S, WANG C, METKE-JIMENEZ A, et al. Text and data mining techniques in adverse drug reaction detection［J］. ACM Computing Surveys,2015, 47(4):1 - 39.

［107］NIKFARJAM A, SARKER A, O' CONNOR K, et al. Pharmacovigilance from social media:Mining adverse drug reaction mentions using sequence labeling with word embedding cluster features［J］. Journal of the American Medical Informatics Association,2015,22(3):671 - 681.

［108］REPS J M,AICKELIN U,HUBBARDR B. Refining adverse drug reaction signals by incorporating interaction variables identified using emergent pattern mining ［J］. Computers in Biology and Medicine,2016,69:61 - 70.

［109］FDA［EB/OL］. ［2023 - 04 - 05］. http://www. fda. gov/.

［110］NEBEKER J R,BARACH P,SAMORE M H. Clarifying adverse drug events:A clinician's guide to terminology, documentation, and reporting［J］. Annals of Internal Medicine,2004,140(10):795 - 801.

［111］DRUGBANK［EB/OL］. ［2023 - 04 - 05］. http://www. drugbank. com/.

[112]POULIOT Y,CHIANG A P,BUTTE A J. Predicting adverse drug reactions using publicly available pubchem bioassay data[J]. Clinical Pharmacology and Therapeutics,2011,90(1):90 - 99.

[113]PUBCHEM[EB/OL]. [2023 - 04 - 05]. http://www. pubchem. ncbi. nlm. nih. gov/.

[114]MOYLAN C A,SUZUKI A,PAPAY J I,et al. A pre-marketing ALT signal predicts post-marketing liver safety [J]. Regulatory Toxicology and Pharmacology,2012,63(3):433 - 439.

[115]SIDER[EB/OL]. [2023 - 04 - 05]. http://sideeffects. embl. de/.

[116] US Food and Drug Administration(FDA) Adverse Event Reporting System (FAERS) [EB/OL]. [2023 - 04 - 05]. https://www. fda. gov/Drugs/ InformationOnDrugs/ucm135151. htm.

[117]RODRIGUEZ E M,STAFFA J A,GRAHAM D J. The role of databases in drug postmarketing surveillance[J]. Pharmacoepidemiology and Drug Safety,2001,10 (5):407 - 410.

[118] WYSOWSKI D K, SWARTZ L. Adverse drug event surveillance and drug withdrawals in the United States, 1969—2002: The importance of reporting suspected reactions[J]. Archives of Internal Medicine,2005,165(12):1363 - 1369.

[119]MedDRA MSSO[EB/OL]. [2023 - 04 - 05]. http://www. meddramsso. com/ index. asp.

[120] MOORE T J, COHEN M R, FURBERG C D. Serious adverse drug events reported to the food and drug administration,1998—2005[J]. Archives Internal Medicine,2007,167(16):1752 - 1759.

[121]WEISS-SMITH S, DESHPANDE G, CHUNG S, et al. The FDA drug safety surveillance program: Adverse event reporting trends [J]. Archives Internal Medicine,2011,171(6):591 - 593.

[122]BAILEY S,SINGH A,AZADIAN R,et al. Prospective data mining of six products in the US FDA adverse event reporting system:Disposition of events identified and impact on product safety profiles[J]. Drug Safety,2010,33:139 - 146.

[123] STEPHENSON W P, HAUBEN M. Data mining for signals in spontaneous reporting databases: Proceed with caution[J]. Pharmacoepidemiology and Drug Safety,2007,16(4):359 - 365.

[124]BATE A,EVANS S J. Quantitative signal detection using spontaneous ADR reporting[J]. Pharmacoepidemiology and Drug Safety,2009,18(6):427 - 436.

[125]BANDA J M,EVANS L,VANGURI R S,et al. A curated and standardized adverse drug event resource to accelerate drug safety research[J]. Scientific Data,2016,3:160026.

[126]Advera health analytics[EB/OL]. [2023 - 04 - 05]. http://www. adverahealth. com.

[127]DrugLogic-Your partner in risk management[EB/OL]. [2023 - 04 - 05]. http://www. druglogic. com.

[128]FDAble-Frequently asked questions[EB/OL]. [2023 - 04 - 05]. http://www. fdable. com/information/faq.

[129]Oracle health sciences pharmacovigilance and risk management solutions[EB/OL]. [2023 - 04 - 05]. http://www. oracle. com/us/products/applications/health. sciences/pharmacovigilance/index. html.

[130] UBC-Risk management & pharmacovigilance[EB/OL]. [2023 - 04 - 05]. https://ubc. com/global-services/pharmacovigilance/.

[131]BOYCE R D,RYAN P B,NORÉN G,et al. Bridging islands of information to establish an integrated knowledge base of drugs and health outcomes of interest [J]. Drug Safety,2014,37(8):557 - 567.

[132]AYVAZ S,HORN J,HASSANZADEH O,et al. Toward a complete dataset of drug-drug interaction information from publicly available sources[J]. Journal of Biomedical Informatics,2015,55:206 - 217.

[133]BANDA J M,KUHN T,SHAH N H,et al. In lecture notes in computer science:The semantic web-ISWC[J]. Springer International Publishing,2015,9367:293 - 300.

[134]WANG L,JIANG G,LI D,et al. Standardizing adverse drug event reporting data [J]. Journal of Biomedical Semantics,2014,36(5):13.

[135]SCHADT E E,FRIEND S H,SHAYWITZ D A. A network view of disease and compound screening[J]. Nature Reviews Drug Discovery,2009,8(4):286 - 295.

[136]BAE M A,PIE J E,SONG B J. Acetaminophen induces apoptosis of C6 glioma cells by activating the c-Jun NH(2)-terminal protein kinase-related cell death pathway[J]. Molecular pharmacology,2001,60(4):847 - 856.

[137]XIE L,LI J,BOURNE P E. Drug discovery using chemical systems biology:

Identification of the protein-ligand binding network to explain the side effects of CETP inhibitors[J]. Plos Computational Biology,2009,5(5):e1000387.

[138]ALEXOPOULOS L G,SAEZ-RODRIGUEZ J,COSGROVE B D,et al. Networks inferred from biochemical data reveal profound differences in toll-like receptor and inflammatory signaling between normal and transformed hepatocytes [J]. Molecular & Cellular Proteomics,2010,9(9):1849 – 1865.

[139] SÉBASTIEN A, ROGUE A, FROMENTY B, et al. Induction of vesicular steatosis by amiodarone and tetracycline is associated with up-regulation of lipogenic genes in heparg cells[J]. Hepatology,2011,53(6):1895 – 1905.

[140] CHEN C, KRAUSZ K W, SHAH Y M, et al. Serum metabolomics reveals irreversible inhibition of fatty acid β-oxidation through the suppression of PPARα activation as a contributing mechanism of acetaminophen-induced hepatotoxicity [J]. Chemical Research in Toxicology ,2009,22(4):699 – 707.

[141]JULIE N L, JULIE I M, KENDE A I, et al. Mitochondrial dysfunction and delayed hepatotoxicity:Another lesson from troglitazone[J]. Diabetologia,2008, 51(11):2108 – 2116.

[142]SZARFMAN D A,MACHADO S G,ROBERT T O. Use of screening algorithms and computer systems to efficiently signal higher-than-expected combinations of drugs and events in the US FDA's spontaneous reports database[J]. Drug Safety, 2002,25(6):381 – 392.

[143] HAUBEN D M, ARONSON J K. Defining 'signal' and its subtypes in pharmacovigilance based on a systematic review of previous definitions[J]. Drug Safety,2009,32(2):99 – 110.

[144]汪小帆,李翔,陈关荣.网络科学导论[M].北京:高等教育出版社,2012.

[145]YUAN W,HE K,GUAN D,et al. Graph kernel based link prediction for signed social networks[J]. Information Fusion,2019,46:1 – 10.

[146]SHANG K,LI T C,SMALL M,et al. Link prediction for tree-like networks[J]. Chaos,2019,29(6):061103.

[147] KUMAR A, SINGH S S, SINGH K, et al. Link prediction techniques, applications,and performance:A survey[J]. Physica A:Statal Mechanics and its Applications,2020,533:124289.

[148]郭世泽,陈哲.网络科学引论[M].北京:电子工业出版社,2014.

[149]NEWMAN M E. Assortative mixing in networks[J]. Physical Review Letters, 2002(20):89.

[150]NEWMAN M E. Mixing patterns in networks[J]. Physical Review E,2003,67 (2):026126.

[151]VICTOR M,FERNANDO B,JUAN-CARLOS C. A survey of link prediction in complex networks[J]. ACM Computing Surveys,2016,49(4):1－33.

[152]LORRAIN F,WHITE H C. Structural equivalence of individuals in social networks[J]. The Journal of Mathematical Sociology,1971,1(1):49－80.

[153]SALTON G,MCGILL M J. Introduction to modern information retrieval[M]. Auckland:MuGraw-Hill,1983.

[154]JACCARD P. Etude comparative de la distribution florale dans une portion des Alpes et des Jura[J]. Bulletin de la Société Vaudoise des Science Naturelles,1901, 37(142):547－579.

[155]BARABÁ S A. Emergence of scaling in random networks[J]. Science,1999,286 (5439):509－512.

[156]RAVASZ E,SOMERA A L,MONGRU D A,et al. Hierarchical organization of modularity in metabolic networks[J]. Science,2002,297(5586):1551－1555.

[157]ZHOU T,LÜ L,ZHANG Y C. Predicting missing links via local information[J]. The European Physical Journal B,2009,71(4):623－630.

[158]ADAMIC L A,ADAR E. Friends and neighbors on the web[J]. Social Networks, 2003,25(3):211－230.

[159]周志华. 机器学习[M].北京:清华大学出版社,2016.

[160]LIBEN-NOWELL D, KLEINBERG J. The link-prediction problem for social networks[J]. Journal of the American Society for Information Science & Technology,2007,58(7):1019－1031.

[161]CAMPILLOS M,KUHN M,GAVIN A C,et al. Drug target identification using side-effect similarity[J]. Science,2008,321(5886):263－266.

[162]PERLMAN L, GOTTLIEB A, ATIAS N, et al. Combining drug and gene similarity measures for drug-target elucidation[J]. Journal of Computational Biology,2011,18(2):133－145.

[163]FLIRI A F,LOGING W T,THADEIO P F,et al. Analysis of drug-induced effect patterns to link structure and side effects of medicines[J]. Nature Chemical

Biology,2005,1(7):389 - 397.

[164]HOSMER D W,LEMESHOW S. Applied logistic regression[M]. 2nd education. New York:Wiley,2000.

[165]FINNEY D J. Systemic signaling of adverse reactions to drugs[J]. Methods of Information in Medicine,1974,13(1):1 - 10.

[166]CORTES C,VAPNIK V. Support-vector networks[J]. Machine Learning,1995, 20(3):273 - 297.

[167]LI M. Generalized lagrange multiplier method and KKT conditions with application to distributed optimization[J]. IEEE Transactions on Circuits & Systems II Express Briefs,2018.

[168]李航. 统计学习方法[M]. 北京:清华大学出版社,2012.

[169]DESHPANDE G,GOGOLAK V,SMITH S W. Data mining in drug safety: Review of published threshold criteria for defining signals of disproportionate reporting[J]. Pharmaceutical Medicine,2010,24(1):37 - 43.

[170]YOUDEN W J. Index for rating diagnostic tests[J]. Cancer,1950,3(1):32 - 35.

[171]PERKINS N J,SCHISTERMAN E F. The inconsistency of "optimal" cutpoints obtained using two criteria based on the receiver operating characteristic curve [J]. American Journal of Epidemiology,2006,163(7):670 - 675.

[172]HOPSTADIUS J,NORÉN G N,BATE A,et al. Impact of stratification in adverse drug reaction surveillance[J]. Drug Safety,2008,31(11):1035 - 1048.

[173]ROSENBAUM P R,RUBIN D B. The central role of the propensity score in observational studies for causal effects[J]. Biometrika,1983,70(1):41 - 55.

[174]THOEMMES F J,KIM E S. A systematic review of propensity score methods in the social sciences[J]. Multivariate Behavioral Research,2011,46(1):90 - 118.

[175]BI Q,GOODMAN K E,KAMINSKY J. What is machine learning? A primer for the epidemiologist[J]. American Journal of Epidemiology,2019,188(12):2222 - 2239.

[176]RYAN P,SCHUEMIE M,WELEBOB E,et al. Defining a reference set to support methodological research in drug safety[J]. Drug Safety,2013,36(1):S33 - S47.

[177]WU H Y,KARNIK S,SUBHADARSHINI A,et al. An integrated pharmacokinetics ontology and corpus for text mining[J]. BMC Bioinformatics,2013,14:35.

专业术语对照表

英文缩略词	英文全称	中文全称
ADE	adverse drug event	药物不良事件
ADR	adverse drug reaction	药物不良反应
ATC	Anatomical Therapeutic Chemical	药物的解剖学、治疗学及化学分类法
AUC	area under the receiver operating characteristic curve	受试者工作特征曲线下面积
BCPNN	Bayesian confidence propagation neural network	贝叶斯置信传播神经网络
DPA	disproportionality analysis	比例失衡分析方法
DPA-FFPNM	disproportionality analysis guided feature fusion-based predictive network model	比例失衡分析方法指导特征融合预测网络模型
DPA-PNM	disproportionality analysis guided pharmacological network model	比例失衡分析方法指导药理学网络模型
EBGM	empirical Bayes geometric mean	经验贝叶斯几何平均数法
EBGM-FFPNM	empirical Bayes geometric mean guided feature fusion-based predictive network model	经验贝叶斯几何平均数法指导特征融合预测网络模型
EBGM-PNM	empirical Bayes geometric mean guided pharmacological network model	经验贝叶斯几何平均数法指导药理学网络模型
EHR	electronic health record	电子健康记录
FAERS	FDA adverse event reporting system	美国食品药品监督管理局不良事件报告系统
FFPNM	feature fusion-based predictive network model	特征融合预测网络模型
HLT	high level term	高位语
IC	information component	信息组分法

英文缩略词	英文全称	中文全称
IC-FFPNM	information component guided feature fusion-based predictive network model	信息组分法指导特征融合预测网络模型
ICH	International Conference on Harmonization	人用药品注册技术要求国际协调会议
IC-PNM	information component guided pharmacological network model	信息组分法指导药理学网络模型
LRT	likelihood ratio test	似然比检验方法
MedDRA	medical dictionary for regulatory activities	监管活动医学词典
MGPS	muti-item Gamma Poisson shrinker	多项式伽马泊松分布缩减法
MHRA	US Medicines and Healthcare Products Regulatory Agency	英国药品和保健产品管理局
OMOP	observational medical outcomes partnership	美国观测性医疗结果合作项目
PNM	pharmacological network model	药理学网络模型
PRR	proportional reporting ratio	比例报告比法
PRR-FFPNM	proportional reporting ratio guided feature fusion-based predictive network model	比例报告比法指导特征融合预测网络模型
PRR-PNM	proportional reporting ratio guided pharmacological network model	比例报告比法指导药理学网络模型
PS	propensity score	倾向性评分方法
PV	pharmacovigilance	药物警戒
RF	random forest	随机森林
ROR	reporting odds ratio	报告比值比法
ROR-FFPNM	reporting odds ratio guided feature fusion-based predictive network model	报告比值比法指导特征融合预测网络模型
ROR-PNM	reporting odds ratio guided pharmacological network model	报告比值比法指导药理学网络模型
SIDER	side effect resource	药物副作用数据库
SRS	spontaneous reporting system	自发呈报系统